JN323034

Men's and Women's Health

おとなのための医学読本③

神奈川県立がんセンター
頭頸部外科部長

久保田 彰
Akira Kubota

知っていると楽になる、がんとの付き合い方

――がんで悩んでいるあなたへの処方箋

かまくら春秋社

Men's and Women's Health
おとなのための医学読本③

知っていると楽になる、がんとの付き合い方

——がんで悩んでいるあなたへの処方箋

＊はじめに

あなたの親族、友人、同僚を見わたしてください。がんを患っても元気に過ごされている方が見つかるはずです。がんを告白する有名人も増え、また素人にもわかりやすいテレビ番組なども放映され、がんは今や本当に身近な病気になった感があります。がんは決してめずらしい病気ではありません。だからといって、私のところに来られる患者さんが、気楽に受診されるようになったとは感じられません。当然のことですが、病気でも事故でも、それに遭遇したということは、人生の一大事です。がんから死を連想して、がんが大きな悩みの種となっている方も少なくないでしょう。

まずがんについて正しい知識を身につけて、自分の置かれている状況を冷静に判断してください。やみくもにただ恐れることより、的確な対処方法を学ぶことが、がんと上手に向き合うための鍵となります。

私は頭頸部外科医として耳、鼻、のど、口のがんを診察してきました。胃がん、大腸がん、乳がん、子宮がんなどと違って馴染みのないがんだと思います。しかし耳、鼻、のど、口のがんは、人生を豊かに生きるためにはなくてはならない、人間の五感に関係する領域のがんです。例えばのどにある声帯を取って声を失う事態に直面したら、誰でもその場に立ち尽くしてしまうでしょう。私は長年、そのような患者さんとご家族に寄り添ってきました。

今回はがんと上手に向き合うための、ちょっとしたコツをあなたに伝授します。患者として、そしてその家族として、またがんを患った大切な友人を想い、落ち込んで不安な気持ちになっているあなたが少しでも楽になっていただければと思います。

これからお話しすることは、今までに私が寄り添ってきた多くのがん患者さんや、そのご家族から教えていただいたことです。またがん治療にたずさわってきた中で、過去の研究から学んだ知識や知恵の集大成に、私が行ってきた治療の反省も付け加えました。

医学用語をワープロで変換しようとすると、変換できない医学用語の多さに辟易します。裏返していえば、医学用語は誰でも知っていてすぐに理解できる言葉ではないことになります。

みなさんは医師から説明を受けるときに、何を意味する言葉なのか、訳のわからない表現が多数出てきて、困惑された経験をお持ちだと思います。

そこで今回はできるだけ医学用語を使わない表現に心掛けました。医学用語は括弧で表すことにとどめて、医療に素人の方にでも理解していただける言葉で説明するようにしました。

頭頸部がんだけでなく、他のがんにも共通するがんの心構えについてお話をさせていただくつもりです。頭頸部がんに限らず、他の領域のがんで悩んでいる患者さんやご家族にも参考にしていただけると考えています。

今まさにがんで悩んでいるあなたに、私の経験や考えをお話しすることが、自分を見失わずに、あなたらしく生きていくための、お手伝いになればこの上ない喜びです。

どうかこの本を読んでいただき、がんの呪縛のために、窮屈になったあなたの身体と心を解放してください。そして自由になって、あなたが見失っている（かもしれない）喜びを見つけて、大切な人との人生を心ゆくまで楽しんでください。

あえて最初に「がんと上手に折り合うための15か条」を紹介してみました。にわかにはピンとこない文章かもしれません。がんと関係ないことばかりだと、本の内容に疑問を抱かれるかも知れません。この本を読んだ後にもう一度15か条を読みなおしてみてください。もしあなたのがんに対する考え方が変われば、はじめに理解できなかった15か条の内容がきっと心にしみるようになっていると思います。そうなれたあなたはがんに押しつぶされることなく人生を楽しむ心と余裕を身につけたことになります。

がんと上手に折り合うための15か条

1　がんを患った今こそ、現実から目をそらさずに、自分自身を見つめましょう。あなたを見つめなおすチャンスです。

2　がんを怖がらないでください。あなたの気持ち次第でがんと上手に折り合えます。

3　答えは一つではありません。焦らず自分が納得できる治療を選びましょう。自分で選んだ治療だから頑張れます。

4　あなたが家族の絆を大切にしてきたから、家族はあなたを想い、あなたを一生懸命に支えてくれます。家族とのかかわりをないがしろにしたら家族の助けは期待できません。

5　格好を気にして強がるのではなく、素顔のままのあなたを大切にすると、困難を克服するあなたの本当の強さが現れます。背伸びをしない人生は心地よいものです。

6 がんという試練を背負って希望を見失ったら、一人で悩まずに助けを呼びましょう。必ずあなたを助けてくれる人がいます。あなたは独りぼっちではありません。

7 一人で生きているのではなく、お互いに支え合って生きていることに気づけたら、〝愛すること〟について考えてみてください。愛する人のためになら起こせる奇跡があります。

8 がんに加勢する生活習慣を改めれば、がんは予防できます。規則正しく生活することと、果物、野菜を沢山食べることに心掛けましょう。そして忘れてならないのが禁酒、禁煙です。我慢したからあなたに許される人生があります。

9 がんの痛みは我慢しないでください。痛みを感じなければがんを患っていても健やかなあなたの生活が取り戻せます。

10 がんと共存しているあなたは、食べたいときに、食べたいものを少しだけ食べればいいのです。食事の量と回数にこだわらないでください。一日三食を守らなければならないのは忙しく働いている人だけです。

11 睡眠薬の助けを借りても、夜は眠りましょう。夜に一人で考えてもいい答えは見つかりません。

12 がんを患ってできなくなったことに悩むより、できることを楽しみましょう。できなくなったことに悩んでいると、今あなたに許されている大切な時間を無駄にしてしまいます。

13 世界中で明日の命を保障されている人はいません。全ての人が今日を大切に過ごさなければならないのです。一日一日を大切に過ごせばつらいこと、悲しいことだけでなく、必ず楽しいこと、嬉しいことにも出会えます。

14 余命を宣告されても有意義な人生を過ごすことをあきらめないでください。余命なんて誰にもわかりません。

15 がんを患って真剣に、真摯に人生に向き合ったからこんなに充実した人生が送れたと思えるあなたになってください。

知っていると楽になる、がんとの付き合い方
――がんで悩んでいるあなたへの処方箋 ◎ 目次

装丁　林　琢真

＊文中に登場する患者の事例は、個人情報の保護の観点から、その本質を失わない範囲で脚色をくわえ、人名は仮名にしました。
＊文中の※印は、巻末の【参考文献】（一五三ページ）に対応しています。

第一章　まずあなたに知ってほしいこと、考えてほしいこと

◯自分を見つけてください

全ては、いつもと変わらない毎日を忙しく過ごしているあなたが、ちょっとした体調不良を感じて、軽い気持ちで診療所や病院を訪れることから始まります。

そこでがんと診断されると、あなたはどうしてだと信じられず、今まで真面目にこつこつと過ごしてきた自分になんでこんな災いが降り注ぐのかと怒りがこみ上げてくるでしょう。また自分の今までの暴飲、暴食、不摂生を振り返って、しょうがないかと落ち込んだりもします。とにかく様々な感情が入り乱れて、混乱するでしょう。

あなただけでなく、あなたの大切な家族も思い悩み、夜も眠れない不安に襲われる毎日を悶々と過ごしているかもしれません。

厳しいようですが、いつまでもがんを患ったことを悔やんでいても前には進めません。人生で無駄な出来事は一つもないといわれます。がんもあなたの人生の試練の一つととらえ、この試練を乗り越えるための知恵を育む取り組みをしてください。そのためには今まで漠然とイメージしてきたがんについての正しい知識を学ぶことが必要です。

あなたのがんの常識は間違っているかもしれません。あなたは、これから立ち向かおうとしているがんに対する正しい知識がないために、不安が膨らんで、がんを必要以上に手ごわい相手と認識しているかもしれません。いらない不安にかられ、悩んでいるのかもしれません。逆にこのくらいはいいだろうと見過ごしていることが、実はとても大切なことであったりする場合もあります。敵を知ることで、その対処法がわかります。

敵を知ってその対処法を学べば、精神的な余裕が生まれます。肩の力が抜けて楽になり、あなたが本来持っている潜在能力を自然と引き出し、よい結果に結びつく確率が高くなります。よい結果が生まれると自信がつき、さらによい結果が出るという好循環が生まれます。

私はあなたに特別な能力を持った人間、スーパーマンになってくださいとお願いしているのではありません。あなたが、がんを知ることで、あなたらしい生き方を見つけ、あなたがもともと持っている力を引き出してくれればよいのです。難しいことではありませんが、今までの自分の生き方や、人生に対する考え方を変える必要があるかもしれません。何もしないで、あなたが変わらなければ、あなたの中に潜んでいる、すばらしい能力を使えません。

これからは治療を一方的に医療者にまかせてしまう時代ではありません。がんを学び、自分の人生を考えて、あなたが治療法を選択する時代なのです。勇気を出して一歩前に踏み出してください。そうすればがんを患った逆境を契機に変えて、あなたは新しい人生を歩き出せます。

その瞬間から周りの景色は一変するでしょう。がんを患ったことも悪いことばかりではなかったと思えるようになります。

今まで知らなかった本当のあなたを見つけ出した瞬間です。それ以後のあなたの人生は、信じられないぐらい充実したものになるでしょう。さあこれから希望と勇気を持って、新しい人生の扉を開けてください。

○がんを知ろう

ここで〝がんとは何ぞや？〟についてお話ししようと思います。少し難しい話になるかもしれません。ここでこの本が堅苦しい本だと感じたら、これからしばらく続くがんについての具体的な説明は飛ばして読んでいただいても結構です。しかし、あなたのがんの知識は間違っているかもしれません。がんについて少しでも知りたいとの思いがあるなら、少しの間ご辛抱ください。

正常な細胞は、遺伝子をもとに作られ常に入れ替わり新陳代謝を繰り返しています。病気や外傷で細胞が壊れると、新しい細胞を作って壊れた細胞のところを修復します。壊れた箇所がもとの状態に戻ると、修復作業をしていた細胞は自然と増殖をストップして作業を終了します。つまり正常な細胞は、身体全体を監視している司令室からの命令に従って、秩序正しく働くようにコントロールされています。

年齢を重ねることで細胞は老化し、遺伝子に傷ができます。飲酒、喫煙などの生活習慣も正常な細胞の遺伝子に傷をつける原因になります。遺伝子についた傷は正常な細胞ががん細胞に変化する引き金になります。

そのがん細胞は秩序を無視して自分勝手に行動する性質を持っています。その結果、増殖し続けたがん細胞が大切な臓器を破壊すると生命に危険が及ぶことになります。

がん細胞は誕生してもすぐに増えるわけではありません。私たちの身体にはがん細胞から身体を守る免疫細胞があります。この免疫細胞ががん細胞を攻撃して、がん細胞の増殖を抑えます。しかし免疫細胞の防御能力が低下したり、がん細胞の増殖するスピードが速かったりすると、がん細胞は増えていくことになります。

がん細胞があなたの身体の営みに影響を及ぼすようになると、何らかの症状をもたらします。そこではじめて病院を訪れて、がんと診断されるわけです。

正常な細胞はいくつかのプロセスを経てがん細胞に移行するわけですから、正常な細胞でもない、かといってがん細胞までなっていない、がんの一歩手前の前がん病変といわれる病態もあります。この段階で正常な細胞ががん細胞に移行する過程を止められれば、がんは予防できます。

がん細胞に移行する過程をストップする手段として生活習慣の見なおしがあります。例えば飲酒、喫煙はがん細胞への移行を助長します。またストレスは免疫細胞の働きを弱くするといわれています。どんなに治療しても、それまでの生活習慣が変わらなければ、がんが再び息を吹き返したり、身体の別の場所に新たながんが発病したりすることも少なくありません。酒を控え、タバコを止め、規則正しい生活を送り、リクリエーションを通して適度に息を抜いてストレスを解消すれば、がんに打ち勝つことも夢ではありません。

がんの診断は、細胞の変化を顕微鏡でとらえる病理診断医によって行われます。見た目にがんと思われても、病理診断医から判断が下されるまでは、がんの診断は確定できません。そこで患者さんを診察する医師（臨床医）はがんを疑うと、がんの診断を確定するために、がんと疑われた組織の一部を採り（生検）、病理検査室に届けます。それを病理診断医が顕微鏡で診察し、診断を確定します。つまり、病理診断医が裁判官というわけです。がんにもいろいろな種類があります。がんの種類で治療法も違ってきます。臨床医は病理診断にしたがって治療法を決定します。病理診断医の責任は重いものとなります。

病理学的には正常な細胞からがんへ移行する様々な過程の細胞があることは既にお話ししました。がん細胞と正常な細胞が混じったり、がんの診断を確定するほどの変化ではないが、正常な細胞あるいはがん細胞ともいえない前がん状態といわれる細胞が混在していたりする場合もあります。

がんの診断のために組織を採った場所が、がん細胞が存在する核心部でなければ、当然、がんの正確な診断は下せません。そのような病変では診断が難しくなります。

がんと診断されなくても、がんを疑う場合には、何度も組織を採って検査したり、一定の間隔で経過を見て腫瘍の大きさの変化を診察したりします。一部組織を採るだけでは診断するのが難しい、病理診断医が頭を悩ますような腫瘍では、速く診断を確定するために腫瘍を全て摘出することをお勧めします。大きく腫瘍が採れれば採れるほど、情報量は多くなり病理診断医が診断し易くなるからです。どうしても手術は嫌だという患者さんもいらっしゃいます。その場合は慎重に経過観察し、やはりがんが疑わしいと思えば再度、組織を採って病理診断をあおぐことになります。

そんなしち面倒くさいことをしないで、がんが疑わしいのなら早くがんの治療を開始してしまえばいいじゃないかと思われるかもしれません。がんの治療は、患者さんがご高齢であったり、重い持病を持っていたりして診断を確定するための検査ができないなどの特殊な事情がある場合を除いてがんの診断が確定されない限り治療は開始できません。その理由は手術、放射線治療、抗がん剤のいずれの治療にも、副作用や、治療後の後遺症の問題があるからです。

今までの説明でおわかりになったと思いますが、病院を変えて治療を受ける場合には、病理診断を正確にするために、はじめにかかった病院に依頼して、診断を下した病理標本を貸してもらい、必ず新しい病院に持参してください。各病院では、病院に所属する病理診断医の診断を最も信頼しています。微妙な細胞の変化は、病理診断医によって診断が異なる可能性があります。診断が違えば、当然治療法も変わってきます。極端な場合は病院によって治療法が異なることさえありえます。的確な治療を受けるためには正確な病理診断が欠かせません。

◯がんと診断されたら

がんと診断されたら、まずおおもとのがん（原発部位）の大きさを測り、がんの広がりを調べる検査をします。

おおもとのがん細胞が他の臓器に飛んでいくことを転移といいます。転移には〝リンパ節転移〟と〝遠隔転移〟があります。

おおもとのがんが身体のあちこちに広がらないように、がん細胞を捕まえる関所がリンパ節です。リンパ管に入ったがん細胞がリンパ節に捕まり、そこで増殖することを〝リンパ節転移〟といいます。

リンパ節で食い止められなかったがん細胞や、血液の中に入ったがん細胞が、おおもとの場所から遠くに運ばれて他の臓器にたどり着き、そこでがん細胞が成長した状態を〝遠隔転移〟

といいます。

おおもとのがんが小さくて、リンパ節転移や遠隔転移もなければ〝早期がん〟とします。おおもとのがんが大きく成長しているか、リンパ節転移や、遠隔転移がある場合は〝進行がん〟となります。

がんの広がりの程度をランクづけして表現したものを病期といいます。大抵は1から4に分類します。1より2が、2より3が、3より4がと、数字が大きくなるにしたがってがんがより進行していることを表しています。

何故がんの広がりに応じてランクづけをするかというと、がんの進行度別に、がんの治る確率が予測できるからです。

早期がんは治る可能性が高いので、「あまりつらい治療をしなくてもがんを治せるだろう」と考えます。それに対して進行がんは治る可能性が低いので、「つらくても強力な治療でないと治せない」と考えます。つまりがんの進行度別に治療法が違ってくるわけですから、がんの進行度を正確に診断することは非常に重要になります。

◯告知すること

以前はがんと診断がついたらまずご家族にがんであることを説明しました。そしてご家族と、患者さんにはどのように説明するかを相談しました。多くの場合は、患者さんにショックを与えないようにと、「がんの一歩手前の前がん状態なので、がんにならないうちにしっかり治しておきましょう」と説明するのが普通でした。

当時は患者さんにやる気をなくさせないことが、第一だと考えていました。したがってがんの説明も、患者さんの治療に向かう意欲を失わせないように、なるべく落ち込ませないようにとの配慮から、深刻な病状はもっぱらオブラートに包んで説明しました。それでも表面上は何の問題もなく治療が進められていました。

今から思えば医師が患者さんの上に立って治療法を決める、そして患者さんは治療を医師に任せて、それに従うという構図でした。

「大船に乗った気持ちで頑張ってください。心配ありません」と、患者さんをなるべく安心させて、迷うことなく治療に専念してもらうという配慮が優先されました。

このような説明は、治療がスムーズに進んでいる間は一見何の問題もないように見えましたが、治療の後遺症に悩まされる患者さんや、完治の望めない患者さんでは、大きな問題となりました。

極端な表現をすれば、がんを抱えて抜き差しならない状況に追い込まれた患者さんが抱える深刻な疑問をはぐらかすことで、何とかその場を取り繕い、とりあえず窮地を凌ぐ病状説明をしました。病状の進行に伴って、いつかその〝はぐらかし〟も続けられなくなります。騙され続けた患者さんが突然、深刻な現実を突きつけられます。そのときの失望感は計り知れなく大きなものでした。

「先生が治るといったから、先生が勧めた治療を受けたのに、こんなんだったらこの治療を受けなければよかった」と患者さんに責められて、やり切れない想いをしたこともありました。

「この治療をしなければがんがもっと進行して、一層、つらい状況になっていたか、もう患者さんは亡くなっていたかもしれない。患者さんがこのつらい治療を頑張ったからここまで生き延びることができた。そのことが理解できない患者さんのつらさは受け止めよう、それが医師の務めだ」と、自分にいい聞かせて、診療を続けました。

いつしかこのような患者さんの苦しみを受け止めたつらさが徐々に自分の中に蓄積されて、耐え難くなってきました。と、同時に私の中でがん告知をしないことに対する疑問が湧いてきました。その疑問を箇条書きにします。

1　治療法を医師とご家族で決定してよいのか？

告知をしないということは、医師とご家族だけが正確ながんの情報を持ち、患者さんは不正確な情報をもとに治療法を決めることになります。最善と思われる治療でもうまくいくとは限りません。がんは治っても治療の後遺症で悩まされる場合もあります。頭頸部がんの治療は特に言葉が喋りづらくなったり、食事が飲み込み難くなったりする生活の質（ＱＯＬ—Quality of Life）にかかわる後遺症の可能性があります。患者さんが、今後の自分の人生を考えて、治療法を選択しないで、本当に有意義な人生を送れるでしょうか？

2　治療後の責任を医師とご家族で背負えるのか？

治療後の経過に対する責任は、治療を決定した者が負うことになります。患者さんにがんの正しい情報が話されていないために、正しい治療法の選択ができないということは、治療法の決定に患者さんが参加していないことになります。極論すれば、がんの告知をしない場合は治療後の患者さんの人生を医師とご家族で背負うことになります。

3　患者さんはがんを知ると落胆して立ち上がれなくなるのか？

患者さんはがんの負担で精神的にまいっているのだからこれ以上、落ち込ませないように、深刻な問題は医師とご家族で相談して決めたほうがよいと、勝手に思い込んでいました。誰でもがんと聞いたら落ち込みます。正常な心の反応です。しかし告知するようにしてから、落ち込んだままの患者さんはそれほど多くはありませんでした。精神疾患を患っていたごく一部の患者さんを除いて、大多数の患者さんは病気を受け止めてがんと上手に向き合っていこうと努力されました。

私は告知しなかったために患者さんとの関係が悪くなることを、金融破綻の問題に例えます。告知しないことを患者さんに借金することとすると、借金で成り立っている運営は、利益を生んでいる間、つまり治療が順調に経過している間は何の問題もありません。しかし一度、再発などで全体の流れが下り坂になってくると、どんどん借金が膨んで重石となりいずれ事業は破綻し、債権者（患者さん）から責められることになります。

破綻した債務者は、債権者との信頼関係を一から作りなおすことを要求されますが、これは並大抵のことではありません。大変な労力と時間がかかります。患者さんの残された時間には限りがあります。医師と患者さんの信頼関係が崩れたことで、患者さんに残された人生の大切な時間を有意義に過ごしてもらうためのサポートができなくなったとしたら、お互いにとって悲しいことです。

最近はがんを告知する施設が多くなってきました。むしろがんの告知をしないことが問われる時代になりました。ここで忘れてはいけないのが、がんの告知は、患者さんに有意義な人生を送ってもらうためにするということです。

告知は事実を説明することですが、ともすると医師側からの一方的な事実の宣告になってしまいがちです。その理由として、最近の医療訴訟の問題から治療の利益と危険性を具体的に患者さんに説明しなければいけないとする医療者側の姿勢があります。当然のように同意書の数も多くなります。事実を伝えないといけないことは避けて通れません。しかしその伝え方には工夫が必要です。文書を一〇〇％理解することは困難です。国語の試験で文章の理解力をためされることに辟易とした経験は誰にでもあるはずです。だから病状の説明は面と向かって、お互いの目を見て話し言葉ですることが重要になります。相手の顔色を判断しながら説明していくという方法です。患者さんと医師が人間同士の心を通わせる大切な時間です。どのような場面であっても患者さんには生きる喜びと希望があります。がんの告知は、患者さんが喜びと希望を失うことなく悔いのない人生を全うしてもらうために、医師と患者さんとご家族が何をするべきかを決める、重要な作業と考えています。

◯自分で選んだ道だから頑張れる

喉頭がんの告知をせずに、のど（声帯）を取る手術を行い、声帯を失って声が出せなくなった田中さんという七十歳の男性の患者さんがいました。田中さんは手術後の障害を乗り越えて、順調な経過で過ごされているように拝見していました。事実、外来で「何か問題はありませんか？」という私の問いかけに、笑顔で「問題はありません」と答えられていました。その後、喉頭がんではなく、他の病気で田中さんは亡くなりました。

しばらくしてご家族が病院にご挨拶にみえました。そのときにご家族は、実は田中さんが、手術後、家では塞ぎ込んでいることが多く、どのように接すればいいのか、家族は悩んでいたことを、私に切々と訴えられました。

田中さんの笑顔の裏には、大変な苦しみが隠されていました。本当の気持ちをいえないいま、外来に通っていた田中さんと、その苦しみを一緒に背負っていたご家族を思うと切ない気持ちになりました。私は本当のことを話してくれたご家族に感謝しました。

また舌がんの告知をせずに、舌を半分取る手術をした鈴木さんという五十歳の女性の患者さんがいました。

言葉はのどの声帯を振動させて出した音を、口の中でアイウエオという音に加工して作ります。舌は言葉を喋るのに重要な役割を担っています。したがって舌の一部を取ると、言葉が喋りづらくなる可能性があります。そのために面と向かっての話の内容は身振り手振りが入るのではっきりしない言葉でも相手に理解してもらえますが、相手の見えない電話の会話では聞き返されてしまうことに悩む患者さんがいます。

鈴木さんもその一人でした。私が聴く限りでは、言葉も問題なく話され、話の内容もすぐに理解できるので、手術後の経過は順調に見えました。私は外来で鈴木さんに、「順調でよかったですね」と声をかけました。

そのときに鈴木さんから返ってきた答えは、「友だちと話をするのが大好きだったけど、手術後は自分の話す言葉が気になって、話の輪に入れなくなってしまった」という、私にとっては意外なものでした。

私はこのような経験から、今まで患者さんの想いを正しく理解していなかったのではないかと考えるようになりました。医師に本当の気持ちを話すのは、患者さんやご家族にとっては勇気がいることで、本当の気持ちを話されていないかもしれない。また医師は命が助かったことばかりに目が行きがちで、治療の後遺症に対する評価が甘くなる傾向があります。手術後の生活の質を判定するのは、あくまでも患者さん自身であり、医師ではないことを思い知らされたのです。

その結果、一九九四年から私は治療法を選択する場合の最終決定権は、患者さんにあるとのスタンスで診療にあたろうと決心しました。

私の治療信条である、「治療の選択権は患者さんにある」を実践するために心掛けていることを列挙します。

1　患者さんとご家族に病状をわかり易く説明し、治療について良いこと、悪いことを全て話すことで、正しい理解をうながし、悔いのない治療法を選択してもらう。そのために何かわからないことがあったら、遠慮なく質問してもらえる雰囲気を大切にする。

2　私も、検査や治療経過で何か問題があったら、隠さず、率直に伝える。

3　患者さんとご家族と医師が、同じ想いでがんに立ち向かう態勢を作る。

4　患者さんが選択した治療に最善を尽くすことが私たちの使命である。

治療の最終決定権を患者さんに委ねる前までは進行したがんは、手術ができる状態であれば、「手術をしないと治らないので手術をしましょう」と説明していました。当時はそのような患者さんの最もよい治療は手術と手術後の放射線治療となっていました。しかしあえてそのような患者さんにも、治る確率は低いけれど放射線も治療法の一つとして説明しました。

がんの病状から治療法別に各治療の優れている点、劣っている点をわかり易く、真摯に詳しく説明することを心掛けました。そして患者さんとご家族にがんについてよく考えてもらうようにしました。

「病気のことはわからないので全てお任せします」とおっしゃる患者さんもいます。しかし、これからの人生を有意義に生きていこうとするときに、治療を人任せにしてよいのでしょうか？　あなたの人生です。自らの人生観と相談して、治療法を決めてください。患者さんは素人だから、治療法の選択などはできないとする考えもあります。しかし自分がどう生きたいかを一番わかっているのは患者さん自身です。したがって私は患者さんが選んだ治療法は間違っていないと信じます。自分で選んだ道だから頑張れるのではないでしょうか？

◯答えは一つじゃない

どのような場合でも治療法には複数の選択肢があります。しかしそれぞれの施設ごとに、精通し、力を入れている、得意な治療があります。どうしても自分たちの得意な治療を強調して勧める傾向があります。

そこで最初にかかった病院で納得できる治療が見つからなかったら、複数の病院を訪ねて自分が納得できる治療法を見つけ出す努力が必要です。いわゆるセカンド・オピニオンという制度です。病院を訪ねて医師にめぐり合うのも一期一会の機会にほかなりません。お互いによい縁で出会いたいものです。

患者さんは医師を信頼してはじめて自分の身体を任せられます。医師も自分が心から勧められると考える治療法を提案します。そして、患者さんが各治療法の良い面、悪い面を理解した上で、納得してその治療を選んでくれていると信じて、はじめて医師は毒にもなる薬を患者さんに投与したり、患者さんの身体にメスをいれたりすることができます。

医師と患者さんがお互いの信頼関係を築くための行為が、病気や治療法の説明なのです。そのために多くの時間をさいて、相互の信頼関係を作っていきます。

一度信頼関係が築ければ、患者さんと医療者が同じ気持ちでがんに立ち向かっていけます。医師も人の子です。私は多くの手術を行ってきましたが、今でもどんなに小さな手術であっても、手術が始まる前は緊張し、気分が高揚します。どんなベテランの役者さんでも、舞台に上がる前は緊張するそうです。

私はもちろん治療に全力を尽くしていますが、いつも今の治療がよい選択なのかと悩んでいます。医師にとって、患者さんから、「こんな治療だったら受けなければよかった」といわれるのが最もつらいことです。何故なら時間はもとに戻すことはできないからです。

ですから時間をかけても、患者さんとご家族がよく相談をして、納得した上で治療法を決定してほしいのです。時には患者さんを迷わすような説明になるかもしれません。しかし繰り返しますが、どんな場面でも答えは一つではありません。私はがんの治療で正解、不正解はないと考えています。唯一あるとしたら、自分が納得できる治療が正解で、納得できない治療は不正解ということです。

○焦らないで、じっくり考えよう

誰でもがんと診断されたら一日も早く治療を開始してほしいと思います。確かにすぐに治療を開始しないと命が危ない場合もあります。例えば息の通り道を塞くほど、のどのがんが大きくなって、息をするのが苦しくなって病院を訪れる患者さんがいたとします。そのような場合には急いで息をする通り道を確保しないと窒息してしまいますから、緊急に息の通り道を作り（気管切開）、窒息の危険を回避する必要があります。

通常は患者さんには免疫力があり、がんとのせめぎ合いが続いています。一部のがんを除いて多くのがんは急激に進行してすぐに治らなくなってしまうことはありません。

一日も早く治療を開始しないと、がんが進行して治らなくなってしまうのではないかという不安にかられる人が少なくありません。その気持ちはよく解ります。でもここで冷静になって、ちょっと考えてみてください。がんは急にできたわけではありません。何ヶ月も前からあなたの身体の中にあったわけです。その時間に比べたら、数週間の時間はそれほど長い時間ではないことを理解していただけると思います。

誤解しないでほしいのは、私は、治療法を既に選択されている患者さんにいたずらに治療の開始を先送りしてもいいといっているのではありません。そのような患者さんは速やかに治療を開始すべきだと思います。しかし治療法を迷っているにもかかわらず、がんの進行を恐れて早く決断しなければと焦っている患者さんには、「明日から治療して治せるがんは、一ヶ月後から治療しても治ります。一ヶ月後から治療して治せないがんは、明日から治療しても治りません。まだ考える時間はあります。どうかゆっくり考えて自分が納得できる治療法を探してください」とアドバイスしています。焦って選択した治療で思い通りの結果が得られなかった場合に、急いで治療法を選んだことを後悔するかもしれません。そのような後悔を患者さんにしてほしくないのです。絶対にうまくいく治療は残念ながらありません。

人生の進むべき道に迷ったときにどうするかを考えてみてください。悔いのない人生を歩むために、自分の人生に大切なことを考え、悩み、時には他の人に相談して、自分の進むべき道を決めます。治療法の選択も同じです。これからどういう人生を生きたいかが問題になります。既に繰り返しお話ししたように、頭頸部がんは治療後の後遺症で人生設計を大きく変えなければならないことがあります。自分で進む道を自分で決めてほしい由縁です。悩んだ末に決定した治療法こそが正しい選択であると信じています。

生命の危険のために気管切開などの緊急処置をした患者さんにも、当面の命の危機を脱したら考える時間はあります。よく考えて悔いのない自分の進む道を決めてください。

◯「生きていく」ことと「生きていてほしい」こと

ここでは患者さんが治療を決定するプロセスに焦点をあててお話ししようと思います。

「がんの治療は一刻も早く開始するのが当たり前、命がかかっているのだから、どんな後遺症の大きな治療でも命が助かるためにはしょうがない。悩んでいる場合ではない」と考える方が多いと思います。がんの症状に悩まされていれば、そのつらさから逃れるためにも、早く治療を始めなければと覚悟します。そのような患者さんでは迷わず、速やかに治療法を決定し、開始できるでしょう。

しかし、がんのしこりは触れるが、痛くも痒くもない患者さんがいたとします。そのような患者さんは、頭ではがんに侵されていることを理解しても、治療中、治療後にもたらされるつらい副作用、障害、後遺症を恐れて、治療の開始を躊躇してしまうことがあります。

「このままがんを放っておくと、がんは大きくなります。そしてつらい症状が出てきます。そのときに治療を決心しても、がんが進行して治療ができなくなってしまうかもしれません。そうならないうちに早く治療を開始しましょう」と、治療の開始をうながしますが、それでも患者さんが治療の開始に踏み切れずに難渋することがあります。

また、がんが進行してがんの症状に悩まされている患者さんには、「がんが進行しており、手術後の後遺症に考慮しても、がんを治すためには放射線治療より手術を勧めます」と説明し、手術の選択をうながします。それでもあえて治る確率が低いとされる放射線治療を選択する患者さんがいます。

いずれの場合もご家族は、今だったら治る可能性が高いのにどうして早く治療を始めないのか、どうして治る可能性の高い手術を選んでくれないのかと悩みます。がんとどのように向き合っていくかの決定では、患者さんとご家族がもめることがしばしばあります。なぜ両者の意見が一致しないのでしょうか?

それは患者さんの「生きていく」ということと、ご家族の「生きていてほしい」という想いの違いからくるのではないかと考えています。

人生には喜びもありますが、生きていくことのつらさもあります。誰でも自分ではどうしようもない定めを背負って生きています。今後の生活どころか今の生活に悩んでいる患者さんもいます。

そのために患者さんが簡単に治療に踏み切れない、後遺症の少なそうな治療にしたいと思うのはごく自然なことです。ましてがんの症状がなければなおさらです。

がんを放っておいて、がんが進行し、その症状に悩まされて、はじめて治療に踏み切れる患者さんがいても不思議ではありません。実際そのような患者さんがいらっしゃいます。

幸いにしてそれでも治るがんもあれば、半年、一年と治療に踏み切れなかったために残念ながら完全にがんを消し去ることができないほどがんが進行してしまい、治す治療をあきらめてがんとの共存を目指す治療になる患者さんもいます。

ご家族は患者さんに、どんな状態であっても生きていてほしいと願います。そこでご家族は「どうしてもっと早く治療を受けてくれなかったのか」と患者さんに失望し、患者さんを恨みます。

そのようなときにはご家族に、

「治療を受けるのは患者さんです。清水の舞台から飛び降りる覚悟で、治療を受ける決心がつく患者さんもいます。やっと治療を受けようと踏ん切りがついたのです。治療を決心するためには、このステップが必要でした。心から納得しないまま、もっと早く治療を受けていたら、がんは治ったかもしれません。しかし、治療後の後遺症に悩んで塞ぎ込んでしまい、つらい人生になってしまったと後悔していたかもしれません。あなたが治療を受けるとしたらどうですか？ 当事者になってみないと理解できない想いがあります。子をもってはじめてわかる親の想いと同じです。患者さんとご家族の想いは違います。患者さんの想いを大切にしましょう。そうしないと治療はうまくいきません」と説明してきました。

また患者さんには、

「ご家族はあなたを愛しているから心配しています。だからあなたに病気に負けないで頑張ってほしいと思って、つらい治療を勧めるのです。あなたもご家族の気持ちを聞いてあげてください。その後で自分の気持ちを話してください。そしてあなたが選んだ治療が一番いいことをご家族に説明してください。あなたにはその義務があります。ご家族があなたを理解してくれて、あなたとご家族の気持ちが一つになれば、ものすごい力になります。これからあなたはご家族にたくさん助けられるはずです」とご家族との話し合いをお勧めします。

様々な人生を背負って生きている人間が治療を受けます。全ての患者さんを最短距離で効率的に治療することはできません。人生の生き方がそれぞれ違うからです。回り道をする患者さんもいます。治療法の決定も人生の生き方と一緒です。

患者さんが治療法を選択する基準は、単純に治る確率だけではありません。これからの人生を生きるのにどの治療法の後遺症なら受け入れられるかということも、重要な要素になります。

患者さんもご家族も生きるためには希望が必要です。チャップリンは「生きるために大切なことは？」との質問に、「勇気と希望と少しばかりのお金」と答えたそうです。すばらしい言葉だと思います。治療することが患者さんの生きる勇気や希望を損なったとしたら、何のための治療かわかりません。私はがんの治療が患者さんの人生を自分らしい生き方で全うしていただくための手助けであることをいつも忘れないようにしています。

◯家族という不思議な縁と絆

家族は不思議な縁で結ばれています。何十億人の中から、一人の相手を選んで伴侶とする。そして家族となり、子どもを授かり親子になります。家族としての縁を結ぶのは奇跡といってもいいでしょう。

患者さんの前で涙を流すと、患者さんを心配させるのではないかと、なるべく涙を隠そうとするご家族がいます。私は、「患者さんの前で流した涙は、その患者さんを愛していることのあかしです。涙を隠す必要はありません」と話しています。患者さんはその涙を見て、独りぼっちではないことに気づき、この家族のために頑張ろうと決意します。

大勢のご家族が患者さんの前で涙を流されました。涙を流すのは弱い人だといわれます。しかし涙を流された人こそ、強い人でした。何故なら患者さんを愛していたからです。涙を流したご家族が信じられないぐらいの勇気を出して、窮地に陥った患者さんを救い出した逸話が沢山あります。

これからお話しするのは、十五年以上前の話です。喉頭がんのために息をするスペースが狭くなり、息をする穴を襟首の高さで首の真ん中に開ける気管切開という手術をして、息の通り道を確保しながらがんとの共存を目指した川村さんという七十歳の男性がいました。気管切開は人工的に開けた穴ですから、そのままにしていると、人間の傷を治す力が働いて、穴が閉じてしまいます。そこで気管切開の穴から、息をする管（カニューレ）を入れて穴が閉じないようにする必要があります。カニューレは痰がついて不潔になるために交換する必要があります。当時はカニューレの交換は医師の仕事とされていたために、カニューレ交換だけのために医療機関の外来に通わなければならない時代でした。したがって気管切開の穴があるというだけで入院生活を余儀なくされる患者さんが少なくありませんでした。私は川村さんが自宅での生活を希望されたために、夫人にカニューレ交換の方法をお教えしました。夫人はカニューレ交換を上手にされて、お二人は自宅で密度の濃い時間を過ごされました。慣れないと医療者でも嫌がるカニューレ交換を夫人はご主人のために献身的にやりとげられました。

声はのど仏の真ん中あたりにある声帯という二本の帯が合わさって振動して出ます。したがって気管切開をすると声帯より肺に近い穴から息を吸ったり吐いたりするために、声帯を通ることなく空気が身体の外と内を流れることになります。そのままでは声は出ません。そこで吸う息は穴から吸って、吐く息は声帯のほうに送るように工夫されたバルブのついた気管カニューレがあります。気管切開をすると、風呂で首までつかると溺れてしまうために胸までしかつかれなかったり、鼻を空気が通らないので臭いがわかり難くなったり、臭いがわかり難くなると味覚も鈍くなったりする不自由さはありますが、このカニューレを使えば気管切開をしていても声が出るので、ほぼ普通の生活が送れます。

この夫人の勇気から始まった自宅での気管カニューレの交換が、日常生活の一こまとしての自宅でのカニューレ交換を可能にしました。今ではほとんどの患者さんが自分でカニューレ交換をされています。その結果、カニューレ交換のためだけに定期的に医療機関を訪れる煩わしさから解放されて、気管切開していても自宅で有意義な時間を過される患者さんとご家族が珍しくなくなりました。

咽頭がんの首のリンパ節転移が皮膚に広がり、皮膚に大きな穴が開いてしまった吉村さんという六十六歳の男性の患者さんがいました。皮膚に広がったリンパ節転移の傷は毎日、消毒とガーゼ交換を必要としました。首には太い血管があります。がんが血管を破れば大出血の危険もありました。私は入院を勧めましたが、吉村さんは自宅での生活を希望されました。仕方なく夫人に消毒とガーゼ交換の方法をお教えしました。外来に吉村さんが見えたときに、私は驚きました。実に上手にがんの傷にガーゼがあてられていました。医療者よりむしろ丁寧に、それは見事な出来栄えでした。私は夫人に頭がさがりました。

「とても見事な傷の処置ですね」と夫人にお話ししたところ、「最初は不安でしたが、慣れました」と平然とお答えになりました。

本来なら医師や看護師が行う処置をご家族が代行されているのを目の当たりにした私は、ご家族が患者さんを一生懸命に助け、支えてくださっていることを実感して、患者さんとご家族と一緒にがんと戦っていることに感謝して、勇気づけられました。それからは無理強いをしないように注意しながら、がんが進行しても患者さんが自宅での生活を希望された場合は、ご家族にいろいろな処置の方法をお教えしてきました。人間は〝愛する家族を助けたい〟という志を持って学習すれば、自分の限界を越えて成長できることと、ご家族は患者さんを中心としたがんに立ち向かうための医療チームの大切な一員であることを実感しました。

患者さんをサポートするときに忘れてはいけない問題として、苦しんでいる患者さんを支えなければと、無理を重ねて頑張り続けてしまうご家族が少なくないことが挙げられます。無理がたたってその重圧に押しつぶされてしまうご家族もいます。

ちょっと考えてみてください。ご家族が疲れてしまって困るのは誰でしょう? 困るのは患者さんです。だから患者さんのためにも、看病に疲れて倒れてしまわないように、常にご家族には息抜きが必要です。またご家族が抱える負担は我慢して溜め込まずに吐き出すことも大切です。患者さんに対する不満やつらさは、時には喧嘩になっても、患者さんにぶつけて理解してもらいましょう。大噴火を起こす前のガス抜きが必要なのです。

がんで悩んでいる患者さんを支えるご家族の悩みを聞いたり、不満を吐き出させてあげたりするのも私たち医療者の大切な仕事の一つと考えています。私はわざと患者さんの前でご家族に不安や、不満を吐露してもらうようにしました。不安や不満を隠さずに話せるようになるとご家族は元気を取り戻し、患者さんに無理なく優しく接することができるようになります。不安や不満を聞いてもらったことで、その不安や不満が和らいで患者さんを支える力が湧いたとおっしゃるご家族が少なくありませんでした。

患者さんには、ご家族へ繰り返し感謝の気持ちを表すこと、たまにはご家族の愚痴を聞いてあげることをお願いしています。日本人は家族に感謝の気持ちを表わすのが苦手です。奥さんや子どもに「愛しているよ」と毎日いっている人はどのくらいいるでしょうか？　照れる気持ちで感謝を伝えられない患者さんもいるでしょう。しかし、もしあなたが家族だから自分に尽くすのは当たり前と考えていたら、その考えは間違っています。

実際、患者さんに「ありがとう。と言っていますか？」と聞くと、感謝の気持ちを表わしている方が少ないのに驚きます。ご家族は患者さんから感謝の言葉がないことに不満を持っています。患者さんの感謝の言葉でご家族のつらさや疲れは吹っ飛びます。どうかあなたのために尽くしているご家族に感謝の言葉をかけることを心掛けてください。

人間は弱いものです。一人では生きていけません。神様はお互いが理解し合うために、言葉を与えてくださいました。言葉は人を傷つけることもありますが、人に勇気と希望を与えます。人と人を結びつける力も持っています。

ここで感謝の気持ちを言葉で表わすときの注意があります。それは〝心からの感謝の言葉〟でなければならないということです。形だけの感謝の言葉には何の力もありません。

最近、家庭内暴力などの家族の問題が噴出しています。そんな深刻な問題ではなくても、家族関係が希薄になっていることが社会問題になっています。残念ながらこのような関係にあるご家族だけでなく、一生懸命患者さんに尽くしているご家族でも、精神的、社会的な負担を感じた場合には、遠慮なく社会サービスの助けを借りましょう。その存在さえ知らない方もいます。知らなければサービスを受けることはできません。勇気を出して病院の窓口で相談してみてください。

一人で思い悩まないでください。最近は患者さんだけでなく、家族のケアも重要視されてきています。がんを抱えたために、家族が崩壊してしまうことがあってはなりません。そうならないためにも、困っている人を助ける社会的なサポートに配慮した社会作りが必要です。

私は、自宅で多くの患者さんやご家族ががんと共存するための様々な処置ができているのでそれらの処置に対する在宅でのサポートは必要ないといっているのではありません。医療行為は医師あるいは看護師に限られています。例外として患者さんの自宅での生活を支援するために、危険が少なければ家族による医療行為の支援は許されてきました。やむにやまれずご家族に患者さんのためにとつらい処置をお願いしてきましたが、家族だから患者さんを支援するのは当たり前とする風潮には私は断固反対します。ご家族による患者さんの支援はあくまで自主的な思いやりであることを忘れてはいけません。がんが進行してこのような処置を患者さんやご家族が強制されなくても、ご自宅で有意義な時間を送っていただけるような患者さんやご家族を援助する手厚い公的な医療サービスが充実した世の中になることを切に願っています。

患者さんのサポートは並大抵のものではありませんが、ご家族が患者さんのためにしてあげたことは必ず自分に返ってきます。ご家族は〝患者さんだけでなく、自分のためにも頑張っている〟という想いを忘れないでください。

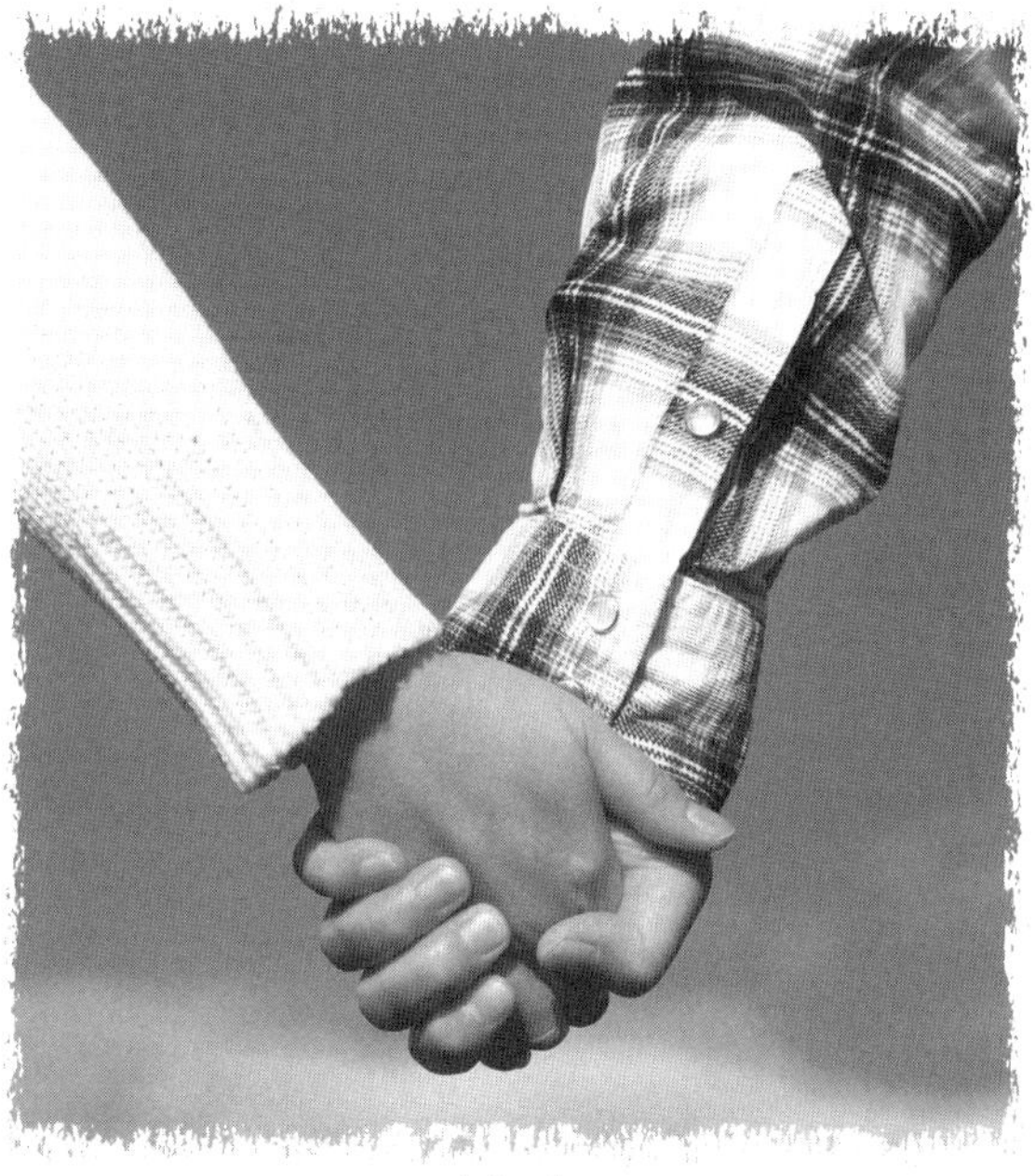

一人じゃない

◯自分を繕わないで

多くの人はがんを患っても、がんに負けずに頑張って今まで通りの生活に戻ろうと思います。そのような強い気持ちを持ってがんと向かわなければいけないと考えている方が少なくありません。

確かにがんを克服して今まで通り、いやそれ以上の仕事をこなす患者さんもいます。そのような話が、がん患者さんの励みになることも事実です。しかしここではあえて少し違った話をしようと思います。

がんを患ったことで背負ったハンディに戸惑い、がんを悲観的にとらえ、ますます落ち込んでしまう患者さんに時々出会います。そのようなときに、患者さんの中でこのままでは駄目だと、自分の弱いところを隠しても、無理に強い自分を装おうとする方がいます。

しかしこれは大きなストレスになり、ますます自らを落ち込ませる原因となります。

がんの治療は自分の身を削って、病気を治すところがあります。多くの患者さんは今まではこんなことは簡単にできたのにと、治療後の不自由さを嘆きます。

確かに治療の後遺症のためにできなくなったことを少しずつ克服していく努力も大切で

す。少しずつ快復していく喜びも、生きる意欲に繋がっていくでしょう。しかし治療後の後遺症で不自由になったと嘆いている患者さんにも、外から見るとできることが沢山あります。自分にできることに目を向けることはとても大切です。できないことばかりを考えて、気分が滅入ってしまい、気分が落ち込んでしまった患者さんを多く見てきました。また、がんであることを隠して以前と変わらない自分を無理に装おうとして日常生活が窮屈になってしまう患者さんも少なくありません。

そのような患者さんには、

「あなたにはできることが沢山あります。できないことに悩むより、できることに目を向けましょう。強くならなければと弱い自分を繕う必要はありません。つらいときには遠慮なく助けを呼んでください。背伸びしないで自分の全てをさらけ出せば、きっと周りの人が手を差し伸べてくれます。そうすると強く生きなければならないと自分を縛っていた束縛から解放されて、楽になりますよ」と話すようにしています。

できることを探すときにちょっと気をつけなければならないことがあります。それはこんなことならできて当たり前と思えるような小さなことから探していくようにしてください。

できて当たり前と考えていたことが、実は当たり前のことではなかったと気づくことが不自由さを嘆くことから脱出する第一歩となります。

またできることを少しずつ広げていくときの大切な注意は、最初から大きな目標を立てないことです。がんを患うと簡単なことでも大儀なことと感じることが少なくありません。

つい自分に無理な負担をかけてでも頑張ったほうが早く快復すると考える患者さんがいます。うさぎと亀のたとえではありませんが、少しずつ前に進んだほうが、結果的には大きな目標を達成することができます。

入院生活は極端に安静度の高い生活です。外来通院ではできないつらい治療を行うわけですから身体が弱り、ベッドを中心とした生活を強いられます。日常の買い物も病院の売店で済ませる生活です。食事もベッドですることが多くなります。極端なことをいえばベッドに横になることが多く椅子に座ることも少ない生活です。したがって退院して自宅で何でもない日常生活を送るだけでも疲れてしまいます。特に女性は退院すると、家事が待っているために、退院することを躊躇《ためら》ってしまいます。

すっかり病気がよくなって、入院前の普通の生活が送れる健康を取り戻したから退院できると勘違いしている患者さんがいます。退院許可は自宅で療養する体力がついたと判断されただけです。したがって患者さんは日常生活が普通に送れるようになるまで、治療で落ちた体力を、自宅で徐々に戻していく必要があります。多くの患者さんが退院して、自分の家に帰っただけで、疲れてしまうと感じるのは当然のことなのです。

ましてや仕事に復帰したときはなおさらです。仕事は自分のノルマをこなさなくてはなりません。退院して仕事に戻った当初に、まだ仕事をこなす体力が十分に回復していないことを忘れ、張り切り過ぎて体調を崩される患者さんが少なくありません。退院後しばらくは公私ともに治療前の生活に戻すための、リハビリテーション期間だと考えることが大切です。

今日も新しい朝を迎えられて嬉しい、そして清々《すがすが》しい空気を吸って、鳥のさえずりを聞いて気持ちがよくなる、道端の小さな花を見て美しいと感じる。その一つひとつの喜びは、今まで見過ごしていた、当たり前と感じていた喜びです。

がんを患ったことで、それらの喜びが当たり前のことではないと感じられるようになったあなたです。先ずは家の周りをぶらぶら散歩するという、一見何でもない計画を立ててみてください。ぶらぶら散歩でも、それが無事にできたら、喜びを感じるはずです。そして明日は、その先の公園まで行ってみようと意欲が湧いてくるでしょう。

いつの間にか、何でもない毎日の営みが積もり積もって、自分でできることが信じられないほど広がっていることに気づくでしょう。それは今までは取るに足らないと考えていた毎日の営みの一つひとつが、実はとてもかけがえのないことだったんだと感じるようになると表現するのが適当なのかもしれません。

私はがんを乗り越える営みをよく山登りにたとえます。山登りはゆっくりと登っていったほうが疲れません。頂上からの眺めだけを期待していると、最初に森の中を歩いている間は視界が開けず苦しさばかりを感じるかもしれません。

しかし森の中を歩いていると、木々の香りを嗅いで気持ちがよくなります。木に触ってみてください。木のぬくもりを感じ、木があなたを歓迎してくれていると感じられるかもしれません。足元の小さな草も花を咲かせてあなたを迎えてくれています。風に揺らいだ木の葉の隙間から漏れた陽の光のカーテンがおりなす、息をのむ美しさにも驚かされます。

これらは先を急いで通り過ぎる人には決して感じることのできない喜びなのです。ゆっくりしか歩けないあなたにだけ許された喜びです。

そして時間はかかりますが、あるときパッと視界が開けて山の頂に到着すると、その雄大な景色の感動も味わえるかもしれません。それは自分の足元を見て少しずつ歩くことを止めなかったあなたへのご褒美です。

間違えないでください。私が強調したいのは頂上に行くことを目標にして頑張ることではありません。その過程にこそ楽しさや、喜びがあるということに気づくことです、気づく心を養うことです。

がんを患い仕事が続けられなくなり、自分は生きる価値がなくなってしまったと悲観される方がいます。今まで、一歩一歩、懸命に努力して、犠牲もはらいながら築いてきた地位や名声は、仕事には役に立ったかもしれませんが、がんを患って、がんに立ち向かうには、何の助けにもなりません。むしろ地位や名声はがんと上手に向き合うには邪魔になるかもしれません。がんを患ったことの苦しみで助けを求めるときには、地位や名声は必要ありません。本当の助けを得るためには、弱い自分を肯定し、素直に感謝の気持ちを表わすことが大切です。

がんを患ったらスーパーマンになる必要はありません。何処にでもいる普通の人になればいいのです。そうすることで世界に一人しかいない、本当のあなたを見つけ、肩の力を抜いて、背伸びをせずにあなた自身の人生を歩んでいけばいいのです。それぞれ普通の人にも、ものすごい力が潜んでいます。あなたが生きる本当の価値を見つけて自然体になれば、あなたの中に隠れていて想像もできなかった力が姿を現すでしょう。

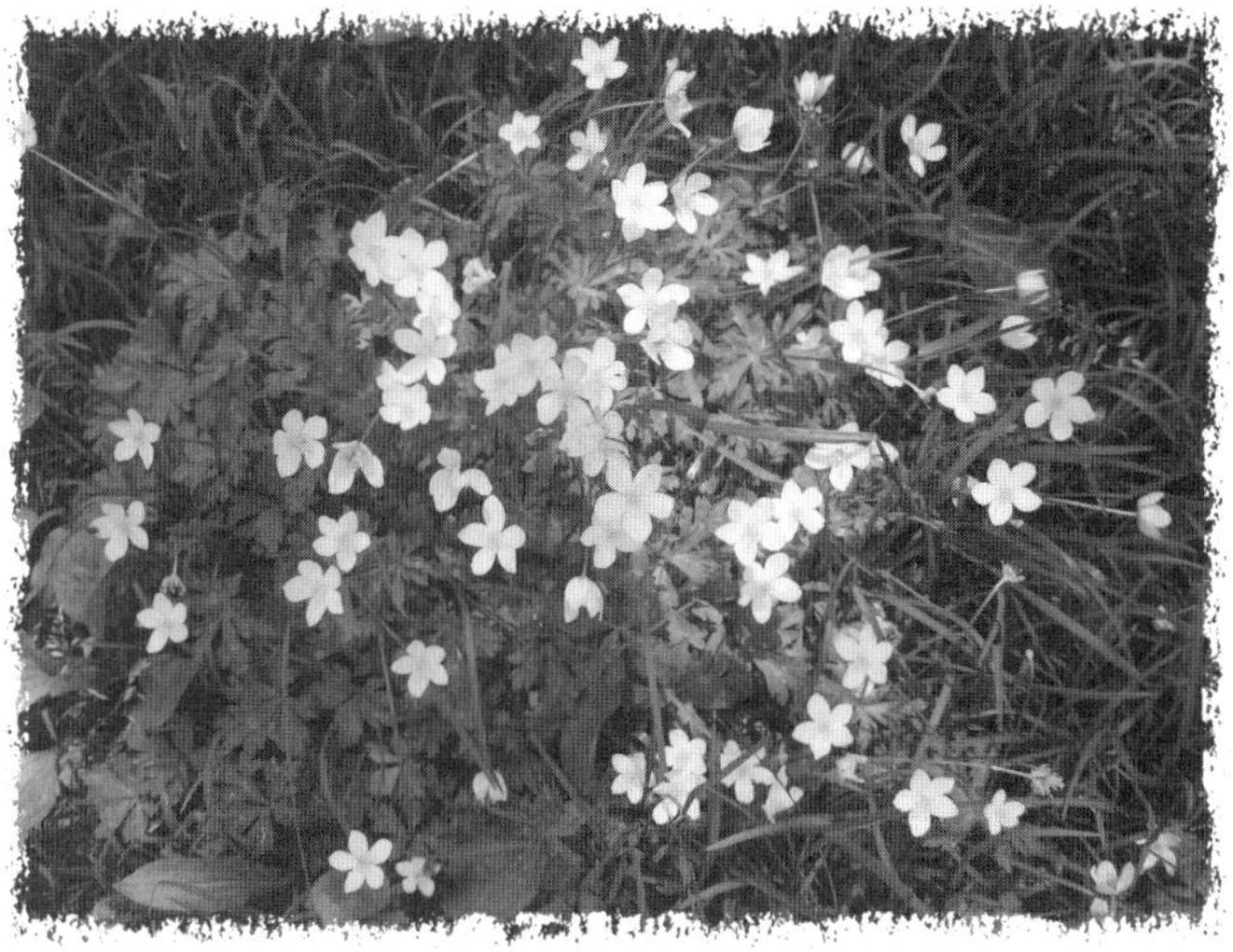
飾らないから美しい

第二章　手術のこと、治療のこと、予防のこと

◯治療の有用性を判定するのは難しい

医師は患者さんに最も適していると思われる治療法を勧めます。ここではどうやって治療の有効性を決めるのかについて説明します。また少し難しい話になります。

抗がん剤や放射線治療が有用であると判定するには二つの段階を経る必要があります。まず、どの程度がんが小さくなったかで治療の効果を判定します。がんが小さくなればなるほど治療効果が高いとするのは容易に理解できると思います。半分位までがんが小さくなって、一ヶ月以上効果が続けば、その抗がん剤は効果が期待できると判定します。

しかし治療してよかったといえるのは、がんがどのくらい小さくなったかということではなく、がんが小さくなりがんの症状が和らいで患者さんに有意義な人生をもたらすことが重要です。したがって、がんを小さくできた場合は〝とりあえず効果あり〟ということでしかありません。つまりつらい症状をもたらしているか、命にかかわるがんが治療で小さくなり、そのまま大きくならずにいて、できるだけ長い期間にわたって患者さんに悪さをしないでくれないと意味がないのです。

有用な治療を判定する第二段階としてしばらくの間、〝とりあえず効果あり〟とされた治療の経過を追い、その後の経過も良好であることを確認する必要があります。治療後一時的にがんが小さくなっても、すぐに大きくなり、最終的には効果なしと判定される治療が少なくないからです。

Aの治療がBの治療より効果があるとするには、AとBの治療の効果を比較する必要があります。治療効果を比較するときには注意する点がいくつかあります。

がんの進み具合が違う(別々の病期)患者さんが混ざっていると、より早期の患者さんを多く含んでいた治療が、より進行している患者さんの治療より治る確率は当然、高くなります。したがって同じ病期のがん患者さんの治療効果を比べなければ、どの治療法が優れているかを公平に判定することはできません。例えばAの治療法がBの治療法より優れているかを判定するには、同じ種類のがんで同じ病期の患者さんに、Aの治療とBの治療をくじ引きで均等に割り当てることが必要になります。そして何年後かにAの治療を受けた患者さんがBの治療を受けた患者さんよりがんの再発が少なかったとすると、Aの治療がBの治療より再発率の少ない有効な治療と判定します(無作為比較試験といいます)。

しかし厳密には、それだけではAの治療がBの治療より再発率が少ないとは決められません。何故なら、実際には再発率に影響する可能性のある要素が沢山あるからです。単純にAとBの治療の再発率の平均をとったらAの治療がBの治療より再発率が少なかったというだけでは、Aの治療が優れていると決定することはできません。

さらに突っ込んでAの治療が優れていることを科学的に証明する必要があります。みなさんがとっつきにくい統計学という算術で計算します。統計学は患者さんの再発率に影響する要素まで考慮して、AとBの治療の再発率を計算し、治療の有効性をより客観的に判定する学問です。統計学的にAの治療がBの治療より再発する患者さんが少なかったと証明されて、はじめて、Aの治療はBの治療より確かに再発率が低い、優れた治療と公に認められます（「Aの治療がBの治療より有意に再発率が低かった」といいます）。

治療の有効性の評価は再発率だけではありません。AとBの治療でがんの再発率は同じでも、Aの治療のほうが、Bの治療より治療後の患者さんの後遺症が少なければ、Aの治療のほうがBの治療より治療後の後遺症の少ない優れた治療として評価されます。

新しい治療の開発には、必ずその治療のセールスポイントとなるそれまでの治療にない期待される効果があります。単にがんを治す確率を高くすることだけでなく、副作用を少なくするとか、後遺症を少なくするなども含まれます。

過去に行われた無作為比較試験で証明された有効性を根拠に医師が患者さんに治療法を提案するのが、根拠に基づいた医療（ＥＢＭ─evidence-based medicine）という考えです。

最近は患者さんに如何に豊かな人生を生きてもらうかに焦点を置いて、いたずらに強力な治療で一時的な治療効果を高めるより、従来の治療と治る確率は同じならなるべく治療後の後遺症を少なくする治療を選ぶようになってきました。また完全に治すことができないがんの治療では、がんが大きくならなければそれ以上悪さはしないので副作用の強い薬でがんを小さくすることばかりに躍起になるより、がんを小さくする効果は少なくても副作用の少ない薬でがんと上手に折り合っていこうという考えも出てきました。つまり強い薬でがんが小さくなって生きる時間が延長しても、その副作用のために一日一日が楽しくないのでは何のために人生を生きているのかわかりません。それだったらがんが大きくなるスピードを抑える位の効果でも、副作用の少ない薬で毎日を快適に楽しく過ごしたほうがよいだろうという考えです。

何故私がここで治療の効果を検証する方法を詳しく説明したかといいますと、世の中には、画期的な治療だとか、こんなに多くの患者さんを救ったと、自分たちの治療を宣伝する施設や今まで説明したような過程を経ないで、自分勝手に効果があると思い込んでいる施設も少なくないからです。

最終的には治療の選択権は患者さんにあります。どの治療を選ぼうが自由なのですが、本当に自分が選ぼうとしている治療が今まで説明してきた科学的なやり方で有効性が証明された治療なのかを疑ってみる目と、冷静に判断する力を養ってほしいのです。自分に合わない治療を選んだばかりに大切な時間がつらい時間になってしまったり、まだまだ有意義な時間が過ごせるのにその時間を奪われたり、最悪の場合は治る可能性のあったがんが治らなかったりする場合もあります。

○手術のこと

手術の最大の利点は、確実にがんを取り除けるということです。

しかし、がんの病変を完全に取り除く場合には注意が必要です。がんは周りに広がる性質を持っています。見た目には正常に見えても、粘膜の下にがん細胞が広がっていて、十分にがんから離して切ったと思っても、切った端にがんが残っていることがあります。するとその部分からがんが再発します。

つまり、がんの端っこから十分に離して切れば切るほど、がんが確実に取れ、治る可能性が高くなります。しかし頭頸部がんの場合は大きく切ってしまうと、失う正常な組織も大きくなり傷を閉じるのに難渋したり、手術後の後遺症が大きくなって生活に支障をきたしたりする危険が出てきます。

以前は頭頸部がんでメスを握る医師がこれらの問題を心配して、遠慮してがんを取ることもありました。しかし手術でなくなった組織を修復する形成外科の技術の進歩により、がんを大きく取ることが可能になりました。具体的にはがんがあった場所と、違う場所から持ってきた移植組織を使って、がんを取るためにできた大きな生傷を被います。移植組織の血管と、首の血管とを顕微鏡で見ながら縫い合わせることで、移植組織に血を通わせる技術が目覚しく進歩しました。

確かに大きくがんを取る技術は進歩しましたが、手術後の後遺症の問題は残りました。そこで最近はがんを周囲の組織を含めて大きく取るばかりではなく、小さく取っても治る確率が下がらないがんを見極め、手術後の後遺症を少なくする手術が工夫されてきました。

○放射線治療のこと

放射線治療の最大の利点は、がんを切らずに治せることです。

放射線にはがんに狙いを定めて身体の外から放射線をあてる方法と、放射線を出す針を身体の中に入れて身体の中から放射線をあてる方法があります。

がん細胞の周りには正常な細胞があります。手術と同様に放射線でがんを治すためには周囲に広がっているがんを考慮して、放射線をあてる範囲を定める必要があります。

正常な細胞も放射線があたり痛めつけられます。したがって放射線をかけた範囲の粘膜、皮膚、唾液腺、骨、神経などが耐えられる放射線の線量を計算して放射線をかける範囲と線量を決めていきます。しかしこの線量を守っても後遺症が出る危険があります。

頭頸部がんに対する放射線治療の副作用についていえば、放射線治療中あるいは治療直後のもの（急性期の毒性）と、放射線治療が終わってしばらくしてからのもの（晩期の毒性）があります。

〝急性期の毒性〟としては粘膜炎、唾液腺炎、皮膚炎、骨髄炎などがあります。痛み、声がれ、味覚障害の他に、唾が出にくくなることから口の中や、のどが乾燥し、虫歯や歯槽膿漏になり易くなる危険があります。

〝晩期の毒性〟には、口やのどの乾燥が続くことと、放射線をあてた場所の粘膜が引きつれて、食べものが飲み込みづらくなって、柔らかいものや、流動食しか食べられなくなったり、声がれ、皮膚に弾力性がなくなって硬くなったり、視力障害、開口障害、難聴、放射線がかかった場所の顎の骨が弱くなり、最悪骨折するなどの危険性をはらんでいます。

全ての毒性が出るわけではありませんが、治療を必要とする毒性に悩まされ、後遺症に苦しむこともあります。

また放射線治療後に再発した場合の手術は、傷の治りが悪くなり、合併症の危険が高くなります。その他にも放射線治療が何年かして新たながんの発生の誘引になることもあります（放射線誘発がん）。放射線治療も手術と同様に自分の身を削って、命を拾う面があります。

最近、狙った範囲に放射線を集中させることで、正常組織にかかる放射線の量を少なくし、放射線の毒性を減らす放射線機器が開発されてきました。重粒子線治療や、陽子線治療、サイバーナイフ、強度変調放射線治療などが、狙いを定める放射線治療として注目されています。重粒子線治療や、陽子線治療施設の建設には多額の費用を必要とします。したがってこれらの治療は、今のところ高度先進医療の範疇に入っており、健康保険が利かないために約三〇〇万円の実費がかかります。

多額の財政赤字を抱えた日本では、医療費に潤沢な予算を計上する政策がとられなくなってきました。経済効率を考えて、重粒子線治療や陽子線治療が、従来の放射線治療より、どの程度治療効果が高いのかが今後検証されていくと思います。一方で、これらの新しい装置の治療成績がよいことが証明されたあかつきには、保険で治療費が払われ、多くの患者さんが治療を受けられようになってもらいたいものです。

○がんの広がりを正確に診断する

手術や放射線で治療後の後遺症を少なくするには、正常組織のダメージを減らすことが不可欠です。そのためには治療する範囲を的確に絞ることが重要となり、がんに侵されている場所を正確に診断する技術が求められます。

そこでがんが潜んでいる場所を見つけ出す技術が進歩してきました（画像診断といいます）。放射線や磁気を利用してがんを診断する、コンピューター断層撮影（ＣＴ）検査、磁気共鳴映像（ＭＲＩ）検査に加えて、魚群探知に使われている超音波を利用した検査があります。さらにがんの病変部分に集まる放射線を含んだ検査液を注射して診断する、核医学検査があります。最近話題になっている陽電子放射断層撮影（ＰＥＴ）検査が有名です。

いずれの検査も正常な細胞にはない、がん細胞だけにある特殊な情報を解析するコンピュータ技術の進歩により、がんの存在を正確に診断することができるようになってきました。

◯抗がん剤治療のこと

がんを治す治療は手術あるいは放射線が担います。血液やリンパのがんを除いて、抗がん剤は手術や放射線の治療効果を高めるための、補助治療として行われます。抗がん剤と放射線との併用は後で詳しく説明します。ここではがんと上手に折り合うための抗がん剤の使い方をお話しします。

ほとんどのがんの場合、抗がん剤だけでがんを消滅させることはできません。抗がん剤だけで治療する場合は、いずれ薬の効果が切れてがんが大きくなることを覚悟しなければなりません。抗がん剤はがんを治すためではなく、がんが悪さをしないようにがんを小さくとどめておいて、できるだけ長くそれまで通りの暮らしをするために使われます。

より多くのがん細胞をたたくためにはより強力な抗がん剤治療が、一時的にはより大きな効果をもたらすかもしれません。しかし強力な抗がん剤治療では、副作用も強くなります。その結果、予定通りに抗がん剤が続けられなくなり、せっかく小さくしたがんがすぐに治療前より大きくなってしまったり、副作用で体力が奪われてしまったりすると有意義な人生を過ごす手助けにはなりません。何のために抗がん剤治療をしたのかわからなくなります。

繰り返しますが、多くの抗がん剤治療はあくまで、がんと上手に折り合って毎日を有意義に過ごすため、あるいは手術や放射線で治る確率を高めるための補助治療として行われます。体力が落ちている患者さんに、いたずらに抗がん剤を使うと、さらに体力を消耗させて、手術あるいは放射線治療の邪魔をしたり、がんと上手に折り合おうとする意欲を失わせる弊害をもたらしたりします。

したがって抗がん剤の効果を期待するには、ある程度の体力が維持されていることが条件になります。抗がん剤治療の効果が期待できる体力の目安としては、日常生活がほぼ普通に過ごせる、がんによる苦痛や治療の副作用で、日中、横になることがほとんどない、電車やバスを使って楽に移動ができる、軽い仕事であれば今まで通りこなせるなどが挙げられます。

◯切らずにがんは治せないか?

小さながんは放射線でもよく治りますが、大きく広がったがんには、手術が最もよい治療と考えられてきました。そのために従来の放射線治療は、手術ができないほどがんが進行してしまった場合や、深刻な持病を抱えていて手術の危険が大きい場合、高齢で手術ができない患者さんに行われてきました。

つまり大きく広がった、進行したがんに放射線治療を行う場合は、がんを治すためにではなく、がんをできるだけ小さくして、少しでも長く生きてもらうための延命治療(姑息治療)として行われることが多かったのです。しかし欧米では放射線治療を、手術で臓器を取ってしまうことによって生じる深刻な後遺症を回避するための手段の一つとしてとらえ、その効果を高めるために抗がん剤を併用する治療法が開発されるとともに、その効果を確かめる研究が行われてきました。

進行した喉頭がんでは手術のほうが、放射線より治る確率が高いために、手術が最もよい治療とされていました。しかし手術で声帯を取ってしまうと、患者さんは声を失うことになります。そこで進行がんの患者さんでも、手術と比べて治る確率を下げずに、放射線で何とか声帯を残せないかが考えられました。

抗がん剤が有効な患者さんは、放射線もよく効くことがそれまでにわかっていました。そこでまず抗がん剤治療を行い、抗がん剤がよく効いた患者さんだけに放射線を行えば、放射線でがんが治る患者さんを上手に選び出せるのではないかと考えました。

案の定、この方法で治療したところ、放射線で治療した患者さんと、手術した患者さんの治る確率が同じになりました。さらに従来は手術で声帯を取っていた患者さんでも、放射線で治療した患者さんの四分の一が声帯を残すことができました。[※1]

手術を余儀なくされた進行したがんも、抗がん剤を併用して放射線がよく効く患者さんを選び出せば、放射線でも手術と同じ生存率となりました。さらにがんに侵された声帯を残せることで手術後に声を失う後遺症で悩む患者さんの数を少なくすることができるようになってきました。これは一九九一年の報告です。

そこで私も抗がん剤がよく効いた患者さんには、放射線の効果が期待できるので放射線治療を勧め、抗がん剤が効かなかった患者さんには、放射線が効きづらいので手術を勧めました。そうすれば、手術にしようか放射線にしようかと迷っている患者さんに納得して治療を決定してもらえると考えました。

しかし予想外の結果が待っていました。抗がん剤が効いて本来なら放射線を選択するはずの患者さんが手術を選択したり、抗がん剤の効果がないので、手術を選ぶはずなのに放射線を選択したりする患者さんが少なくなかったのです。

以前から感じていたことなのですが、必ずしも患者さんは科学的な根拠に基づいて、効率的に治療法を選択するのではなく、〝この治療だったら頑張れそうだ〟というそれぞれの想いから治療法を選択します。

最も治る確率の高い治療法を勧めることが医師の務めとされます。どうせ患者さんは医学については素人で、がんのことはわからないのだから、医師は最も治る確率の高い治療法を説明し、その治療を患者さんに選んでもらわなければならないとする考えです。

あえて患者さんが治る確率の低いと思われる治療を希望した場合は、医師の説明の仕方が悪いから、患者さんが説明を理解できず、正しい選択ができなかったと同僚に非難されることが少なくありませんでした。

医師は、推奨する治療以外の治療の劣っている点を強調して治る確率の高いと思われる治療を患者さんが選択するように誘導してしまう危険があります。

一九九四年から私は患者さんに治療法の選択を任せてきました。その結果、手術より放射線を選択する患者さんが増えてきました。切らずにがんを治したいという患者さんの想いです。そこで放射線の治療成績を向上させることが急務となってきました。

一九九八年に今までは手術を勧めていた進行がんにも放射線と強力な抗がん剤を同時に併用すると、放射線だけで治療した患者さんより、がんの治る確率が高くなることが報告されました。※2 放射線と抗がん剤を同時に併用することにより進行がんでも手術をしないで治る患者さんの数が増えることが期待されました。

そこで私は一九九九年から手術より放射線を選んだ患者さんに、放射線と強力な抗がん剤を同時に行う治療（化学放射線同時併用療法）を勧めました。その結果、期待した通りに手術をしないで治る患者さんの数が増えてきました。

しかしこの治療法は決して楽な治療ではありません。抗がん剤と放射線を同時に併用すると手術をしないで治る確率は高くなりますが、副作用も強くなります。

がんの治療は手術にしても、放射線にしても自分の身を削って病気を治す面があることは何度も説明しました。いずれの治療法にも良いところと、悪いところがあります。最終的には自分らしい人生を送るには、どの治療法がふさわしいかをよく考え、治療法を選ぶことが大切です。

◯一人で悩まないで社会的なサポートに助けを求めよう

がんを患うと今までにはなかった様々な問題に悩まされることになります。働けなくなったらどうしようという経済的な問題、自由に動けなくなったらどうしようという身体的な問題、これらの問題を抱えたことからくる不安で夜も眠れないという精神的な問題があります。

それぞれ深刻度は違いますが、何の悩みも抱えていない人はいません。

がんと上手に折り合って、がんを乗り越えるのは患者さん自身であることに変わりはありません。しかし世の中には、沢山の悩みを抱えた患者さんと家族を支える社会サービスがあります。

残念ながら十分とはいえませんが、せっかく受けられるサービスがあるのに、知らなかったために受けられないのはもったいないことです。どのようなサービスがあるのかを病院の医療相談室や支援室で尋ねてみてください。あなたを助けてくれるサービスが見つかるかもしれません。

時々「あそこの病院の対応は気に入らない」と訴える患者さんがいます。確かに自分と合わないと感じれば、病院を変えたくなります。もちろんがんを治すのにその治療法が納得できないなら、病院を変える必要があります。

しかし、がんやそれ以外の病気で不自由になった日常の生活の介護や治療のために、頻繁に診察や看護が必要であれば、自宅から近い医療機関のほうが楽に通院できるだけでなく、通院がつらいときには、その医療機関の看護師の訪問看護や医師の往診のサービスが受けられるなどのメリットがあります。

あくまでもがんと折り合っていくときの主役は患者さんであり、ご家族であることを忘れないでください。患者さんとご家族が毎日を快適に過ごすためにほんの少し助けてもらうだけで、状況ががらりと変わることがあります。

例えばあなたが大きな病院で手術、放射線、抗がん剤治療を受けた後の後遺症に悩まされているか、がんが残ってがんと共存しているための様々な症状に苦しんでいるとしましょう。そんなときに訪問看護や往診などのサービスで日々の身体の具合を細かく診てもらい、日常生活のアドバイスをもらえると、生活の工夫ができて不安が少なくなり、気分的にも身体的にも楽になり、後遺症や苦痛が和らぐことは珍しくありません。あなたが新たに医療者と関係を築くことを、大変で、億劫だと躊躇《ためら》ってしまうとこれらのサポートを受けるチャンスを逃してしまいます。

最初は新しい医療者との関係に不満を感じることがあってもがんと上手に折り合うためのサポートと割り切れば、多少の不満は我慢できます。医療機関があなたに合わないと思っても、簡単に縁を切らないでください。安易な気持ちで医療機関を転々とすることはあなたにとって決してよいことではありません。

がんの治療を受けた病院だけでなく、自宅の近くの病院や診療所で一緒に経過を見てもらえば、様々な援助が得らます。自分をサポートしてくれるいくつかの施設を身近に持っていると安心してがんと向き合えます。急なときにどんなことでそれらの施設に助けられるかわかりません。

最初は「対応に不満を感じていた病院も、困ったときにも嫌がらずに手を差し伸べてくれて、今までのイメージとは違っていた。通院を止めないでよかった」と後で安堵する患者さんとご家族は少なくありません。

○仲間を作ろう

同じがんの苦しみを共有している仲間がいると、つらいことも、一人で頑張るよりも楽に乗り越えることができます。未経験者であることの不安は、経験者と話をすることで少しずつ氷解していきます。

喉頭がんでのどを取る手術をして、声を失った患者さんで作る患者会があります。訓練すれば新しい声を獲得できる可能性があります。手術の前と同じように、筆談ではなく、新しい声でコミュニケーションがとれることはすばらしいことです。訓練で獲得した声で会話する姿が、声を失って意気消沈した患者さんをどれだけ勇気づけるかわかりません。

このような患者会の役割は新しい声を獲得するための指導と訓練ですが、同じ不安を抱えた仲間が一堂に会し、それぞれの悩みを打ち明け、相談する場を提供することも大きな役割の一つといえます。

現代は社会的なコミュニケーションがどんどん少なくなり、孤独な生活を強いられる人の増加が問題になっています。ハンディキャップを背負い、疎外感を味わっている患者さんではなおさらです。患者会は、お互いの有益な情報を交換し、相互に支え助け合うことで、社会と患者さんたちを繋ぐパイプ役となります。何よりも独りぼっちでないことが確認できれば、疎外感から解放され、強くなれます。

しかし、がんを患って気分的に落ち込み、知らない人とのコミュニケーションをとることに億劫になっている患者さんもいらっしゃるかもしれません。自分の現状を打破しようと、焦って患者会に参加する必要はありません。どうか無理をしないでください。気分が向いたら、ゆっくりと参加してみてください。あなたのペースでコミュニケーションをはかっていけばいいのです。仲間を作ることで、少しずつあなたの悩みが薄らぎ、あなたの世界が広がっていくことが実感できると思います。

○魂の痛みに立ち尽くしたら

がんの痛みには四つの要素があります。それは「身体的な痛み」「精神的な痛み」「魂の痛み」「社会的な痛み」です。がんのつらさはこの四つの要素に及びます。社会的な痛みを除くと、がんと上手に折り合うには身体と精神と魂の痛みをどのように和らげるかが大きな問題となります。

身体的なつらさは痛み止めの薬の処方や処置などで大分軽くすることができるようになってきました。精神的なつらさにも配慮されるようになり、精神科医の診察のもとに薬が処方され、まだ十分とはいえませんが様々なケアも行われるようになってきました。

しかしいまだに難しいのが魂のケアです。魂あるいは霊的なケアといわれる領域です。霊的というと幽霊や、オカルト的なイメージが先行して、とっつきにくい感じをもたれるかもしれません。しかしこの悩みを軽くしない限り、患者さんの苦しみは軽くならないといっても過言ではありません。戦後教育で育った日本人が最も不得意とするところです。

死は全ての終わりだという恐怖にさいなまれている患者さんを前にして、この患者さんの魂の悩みを少しでも和らげるためにはどうすればいいのかと、いつも悩んできました。

人間は誰でも必ず死を迎えます。科学がどんなに進歩しても解決できない問題です。科学で説明できない問題に答えを出そうとする学問として、哲学や、宗教があります。人間の奥深いところに迫る学問です。

私は医師となり、多くのがん患者さんと向き合うまでは、真剣に哲学や宗教について考えたことはありませんでした。肉体と精神の問題については考えたことがありましたが、魂の問題は想像もつきませんでした。

病院で亡くなる機会が多くなり、葬式も単なる儀式になっています。人間の死に接する機会はめっきり少なくなりました。何を隠そうこの私もこのような職業につき、多くの患者さんの死の悩みに接してはじめてこの問題の重要さに気づいた一人です。戦後の家庭や学校での教育が置き去りにしてきた部分です。

死の恐怖の前で立ちすくんでいる患者さんや、大切な人を失う不安にさいなまれているご家族と真剣に話をしようとするときに、私に魂についての考えがなければ会話は途切れてしまいます。私自身の魂に対する考え方が問われました。そこで恥ずかしながら必要に迫られて、人生ではじめて、哲学や宗教の本を真剣に読みました。

ここからは私の勝手な魂に対する解釈です。あなたが魂について考えるきっかけになれば幸いです。

人間は亡くなると神や、仏になるといわれます。魂が天上の国に旅立つのを死とすると、誕生は天上からこの世に魂が降りてきたことになります。それぞれ個々の肉体に宿っている魂はまったく別個のものになるわけです。親子も例外ではありません。親の遺伝子で作られた肉体に天上から魂が降りてくるのを想像してください。

私は子育てを通して、子どもは天上から授かった命と考えるようになりました。親は自分の子どもを育てることで、楽しいこと、つらいことを経験します。子育てを通して親も子どもともに、人間として成長していきます。

子どもは親のコピーではありません。姿かたちは似ていても、まったく別個な人間であるとの認識が重要です。別個な存在ですから当然、親子が相互に理解するためには親子のふれあいが大切になります。

「子は親の背中を見て育つ」といいます。このことを親子のコミュニケーションがなくても、子どもは親の生き方を見て、自然に育っていくものだと解釈する親が沢山います。この考え方は間違っていると思います。親子の係わり合いを通して築かれた相互理解のもとに信頼関係があってはじめて、子どもは親の人生に対する取り組み方を学んで成長します。

悪いことをしたときには、親は子どもを叱ります。子どもは親の考えを理解し、信頼し、尊敬していれば、自分が叱られた理由を考え、改めようとします。しかし、親子の相互理解がなければ、子どもが悪いことをしたときだけ、一方的に親が子どもを諭しても、子どもはなぜ叱られたかを理解できません。夫婦、友人関係でも同様のことがいえます。日頃の相互理解の取り組みが大切です。

人と人を結びつける絆は、相互の愛情です。肉体は栄養を与えれば成長します。しかし精神と魂は愛されることで成長します。したがって人間は一人では成長できません。親を失った子どもは社会が、親の代わりになって育てていかなければなりません。また親子関係が壊れた家庭からは、早く子どもを救い出さなければなりません。

どの子どもも社会の宝です。あなたの子どもも、あなたの生活を支えてもらうために育てているのではなく、自分の子どもが成長して、何らかの形で社会に貢献してもらうために育てるという想いが必要です。

子どもは親のものではなく社会のもの、天から授かった社会の宝という意識が大切です。したがって社会には親の愛情がもらえない子どもを育てる義務があります。

最近の子どもたちは、コンピュータゲームや、携帯電話、インターネットに興じています。その結果、生身の人間や、社会、自然と実際に接する機会を持たずに、擬似体験の中で生活しています。機械を通してでは本当のコミュニケーションはとれません。

実際に手を握れる距離で子どもの目を見て話をして、はじめて子どもは愛されていることを感じることができます。愛されていることが実感できると他の人を愛せるようになります。

ある程度、魂が成長すれば自分で学んで魂を成長させることができるようになります。文学、音楽、美術、映画、舞台、スポーツ、全てのリクリエーションにはその要素があります。インターネットで種々の情報が簡単に手に入るようになりました。しかし自分が苦労して手に入れた情報でないと、感動は味わえません。山に登って苦しい思いをして得た頂上からの眺めは、苦労した人だけに許された感動です。感動することが本当の学びだと思います。

誰でも自然の景色や、美術品を鑑賞して、美しいと感じます。また音楽会に行って、心地よい旋律にリラックスし、心の琴線に触れる音楽を聞いて涙を流した経験は誰にでもあると思います。直感的に美しい、すばらしいと感じることに理屈はありません。感動することは真理に触れることだと思います。真理には理屈はありません。説明しなくても感じてしまうのが真理です。真理から遠いものを理解するには、理由が必要になります。

日本には山や、年輪を重ねた老木に手を合わせる習慣があります。山や木にも神が宿っているとする自然信仰です。自然が作り出したもの全てに神が宿っているとすると、その全てに接することで、その魂に抱かれて感動するチャンスがあります。

美術品はそれを作った芸術家の魂を感じて感動するのだと思います。魂は愛に通じています。いろいろな愛に触れ、感動した体験の多さで、魂の成長に差がつきます。つらいときにこそ、今まで体験した感動が、きっとあなたの力になるはずです。今からでも遅くありません。理屈のない感動を一つでも多く体験してください。

大分話が脱線してしまいましたが、もう少し〝愛〟の問題について考えてみたいと思います。もうしばらくお付き合いください。

宮沢賢治に、『銀河鉄道の夜』という小説があります。主人公であるジョバンニは、親友のカンパネルラとともにいつのまにか銀河鉄道という不思議な汽車に乗っていました。実はジョバンニと一緒に旅に出たカンパネルラは川で溺れている友だちを助けようとして、既に死んでいました。カンパネルラは、銀河鉄道で天上に旅立つ途中だったのです。銀河鉄道は天上に亡くなった人を送り届ける列車でした。そのことを知らないジョバンニは、カンパネルラとともに、

「他のみんなの幸せのためなら、僕たちはどうなってもいいよね」と〝幸い〟を探すための親友との誓いをたてました。銀河鉄道は〝幸い〟を探しにいく旅に出る汽車でもありました。

ついに天上に到着してカンパネルラが列車を降りるときがきました。そこではじめてジョバンニはカンパネルラが天上に旅立つことを知りました。ジョバンニのカンパネルラと一緒に、どこまでも〝幸い〟を探しに行きたいという願いは叶いませんでした。

有名な「雨ニモマケズ」の一節にはこうあります。※3

東ニ病気ノコドモアレバ
行ッテ看病シテヤリ
西ニツカレタ母アレバ
行ッテソノ稲ノ束ヲ負ヒ
南ニ死ニサウナ人アレバ
行ッテコハガラナクテモイ、トイヒ
北ニケンクヮヤソショウガアレバ
ツマラナイカラヤメロトイヒ
ヒデリノトキハナミダヲナガシ
サムサノナツハオロオロアルキ
ミンナニデクノボートヨバレ
ホメラレモセズ
クニモサレズ
サウイフモノニ

ワタシハナリタイ

『銀河鉄道の夜』では他の人の幸せのためだったら自分の命を投げ出してもいい、「雨ニモマケズ」では他の人のために奔走する人間になりたいという宮沢賢治の想いが書かれています。賢治は自分より周りの人の幸せを祈る、〝無償の愛〟の世界を描きました。〝無償の愛〟は見返りを求めない愛です。賢治は残念ながら生前には高い評価をされませんでした。賢治のような生き方をする人間が評価される社会になることを切に願います。

またマザー・テレサは献身的にインドで死の淵にいる貧しい人々や、飢えて助けを求めている子どもたちに救いの手を差し伸べました。あるときヨーロッパの道端でホームレスの人たちを見て、「この人たちの苦しみは、インドで飢えに苦しんでいる人たちより深い」と囁きました。「どうしてですか？」と質問すると、「この人たちは愛に飢えているから」と答えられたそうです。私はこの言葉に感銘を受けました。

宮沢賢治やマザー・テレサが説いた全ての人に対する〝無償の愛〟は神の領域で、実践することは困難かもしれません。しかし家族を愛することはできます。家族の愛には大きな力

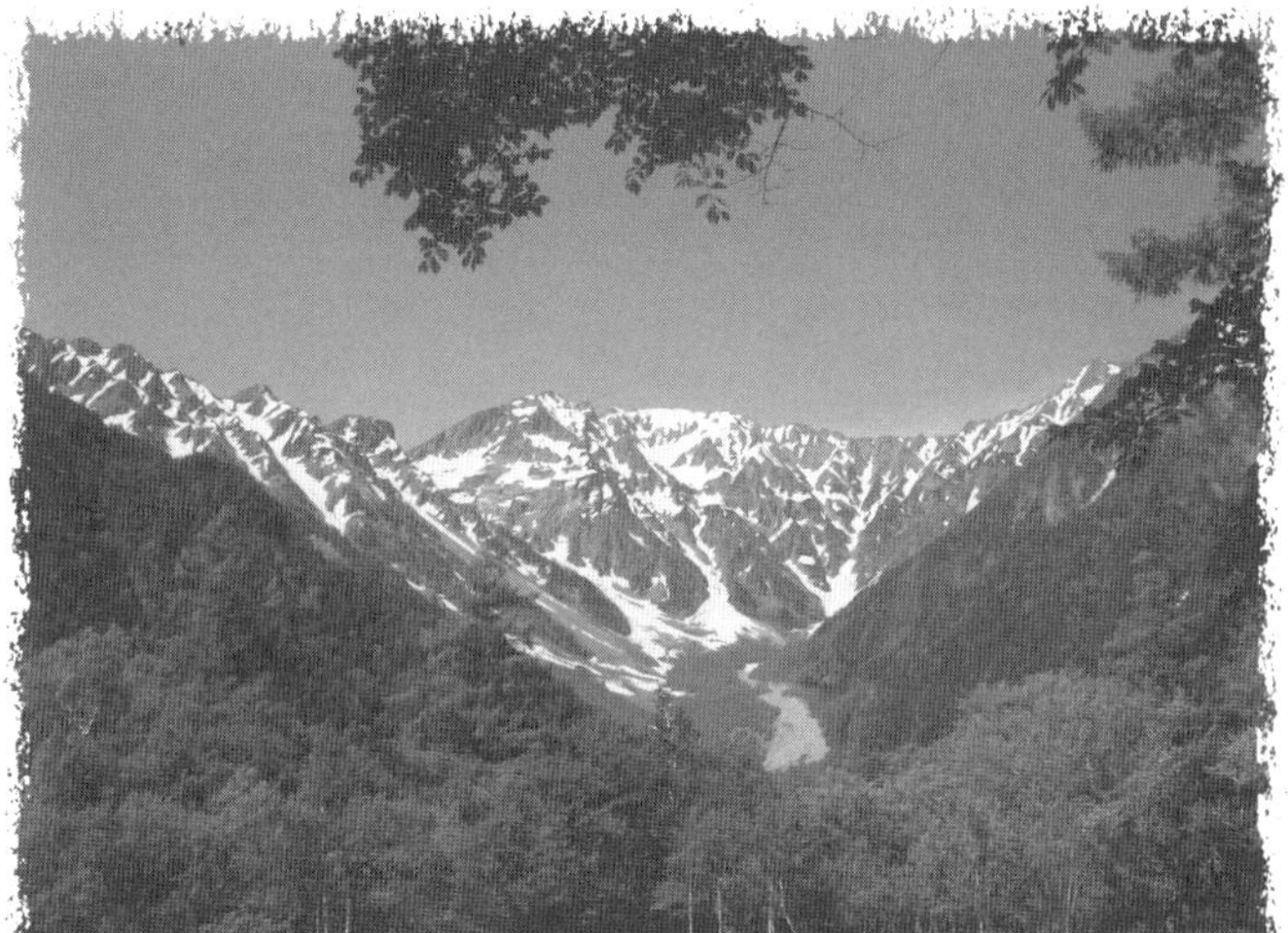

いつもじっと見守っていてくれる

があります。

魂は皆さんが理解しにくいことかも知れません。〝人間は生きているのではなく、生かされている〟という考え方があります。目に見えない力によって生かされているという考えです。生かされることの意味を解くことが、魂についての答えを出すことになります。

◯しのび寄るがんを意識すればがんは予防できる

がんと診断されたら飲酒と喫煙を止めるようにアドバイスしていることをお話ししました。何年も飲酒や喫煙を続けてきた患者さんには身体の中に前がん病変に変化した細胞が沢山あります。

したがってどんなに治療してもがんに加勢をするような飲酒や喫煙などの生活習慣が変わらなければ、がんの再発や、前がん病変に留まっていた細胞ががん化して新たながんの発生をうながすこと（二次がん）は容易に想像できると思います。

がんの治療が進歩して、上手にがんと折り合って長生きする患者さんが増えれば増えるほど、いつしか前がん病変から新たながんが発生する機会が多くなります。新たながんの治療にはしばしば頭を悩まされます。

私は喫煙に関して、「タバコの本数を減らしても、有害物質の少ないタバコに代えても、がんになる危険は減りません。タバコを止められるかどうかなのです」と説明しています。

飲酒に関しては、アルコールががんの発病と関係するといわれています。厳密にいうとアルコールから分解されるアセトアルデヒドががんの発生と密接に関係しているとされています。体内に吸収されたアルコールが代謝され排泄される過程でアセトアルデヒドが発生します。アルコールをアセトアルデヒドに分解する酵素（アルコール脱水素酵素—ＡＤＨ）のない人はいわゆる下戸で酒が体質的に飲めない人です。この酵素（ＡＤＨ）は酒を飲んで鍛えると少しずつ増加してくるようです。酒が飲めなかったのに鍛えて酒が飲めるようになったという人が少なくないと思います。しかしこのような人は、飲酒によるがんの発生に特に気をつける必要があります。その理由はアセトアルデヒドを分解する酵素（アルデヒド脱水素酵素—ＡＬＤＨ）が先天的に少ない人がいるのと、アセトアルデヒドを分解する酵素（ＡＬＤＨ）は鍛えても増えてこないからです。

一日に、日本酒で一合以上のアルコールを飲めばがんの発症は高まるとの報告があります。[※4]

一合以内にしようと思っても飲酒が原因でがんを患った方は、一合の酒では酔わない方が多く、一合以内といっても結局、酔っぱらうまで飲んでしまう患者さんが少なくありません。一合以内といって飲み始めた酒が、深酒の呼び水になってしまうことが多いのです。一合で酔えないなら酒を止めることを勧めます。

また酒の種類でがんになり難い酒、なり易い酒などはありません。アルコールが入っていればどの酒も同じです。

また抗がん剤によっては、飲酒が抗がん剤の副作用を強くする場合もあります。

昔から〝願〟をかけるということがあります。自分の好きなものを断つことによって、自分の願いを叶えるというものです。禁煙、禁酒で命をもらう。がん患者さんの禁煙、禁酒は正に願をかけることだと思います。

果物や野菜を十分に食べるとがんになり難くなるとされています。がんの発生と食生活の関係が調査されました。その結果、果物や野菜を沢山食べる人のほうが、がんになる人が少ないことが判りました。※5

日頃から果物と野菜を十分に食べるとがんになり難くなるのは、果物と野菜に含まれているビタミンにがんを防ぐ働きがあるのではないかと考えられました。

最近、がんを予防するとされる様々なサプリメントが世に出ています。しかしこれらのサプリメントが有効であるとする試験はほとんどありません。その中で抗酸化剤として果物や野菜に含まれるビタミンEやベータ・カロチンのがんを予防する効果を調査する試験が行われました。五十～六十九歳の喫煙習慣のある二九一三三名の健康な男性をビタミンEやベータ・カロチンを内服するグループと内服しないグループに分けて五～八年間経過観察してがんの発生率を調べました。その結果、口腔、咽頭、喉頭、食道がんの発生は両グループで差がありませんでした。残念ながらビタミンEやベータ・カロチンにがんの予防効果は認められませんでした。[※6] それどころかビタミンEは頭頸部がん患者さんの死亡率を高くすることが報告され、[※7] サプリメントの内服はむしろがん患者さんには害となる危険性が潜んでいることに注意する必要があります。

私は患者さんやご家族からたびたびサプリメントについて相談を受けます。サプリメントだけにたよって治療を拒否する場合を除いて、科学的な根拠がないからと一刀両断にサプリメントを否定することはしません。サプリメントは一種の信心と考えています。よいと信じるなら飲んでみる、ただしその結果は患者さんの自己責任とお話しするようにしています。

がんを治すために、手術、放射線、抗がん剤などの様々な治療を駆使します。最初のがん（一次がん）の治療の後遺症が残っているために、新たに発病した二次がんの治療方法が制限されることが少なくありません。

二つ以上のがんが同時に発生すること（重複がん）もあります。そのような患者さんでは、同時に治療ができる場合もありますが、順番に複数のがんを治療するようになると治療期間は長期になります。

加齢や生活習慣が引き金となり、身体中で常にがん細胞が生まれていることは既にお話ししました。むしろ二つ以上のがんが見つかるのが当たり前で、一つのがんしか見つからないほうが幸運だともいえます。のど、鼻、口のがんでは重複がんの患者さんは十人に一人から三人ぐらいの確率でいます。両方のがんとも進行している場合は治療に難渋します。

免疫をつかさどる細胞が、日々がん細胞と戦っています。免疫細胞とがん細胞がつば迫り合いをしている間は、がんは大きくならないので何の症状もありません。しかし免疫細胞ががん細胞に負けはじめると、徐々にがん細胞が増殖してきます。がんが一定の大きさになってはじめて、がんが症状を引き起こし、悪さをするようになります。

仕事が忙しいためにひどく疲れたり、心配ごとを抱えていたり、精神的にまいったりすると免疫力は低下します。定年を前に一生懸命に仕事をしてきて、もう少しで自分の時間を持てるようになると頑張っているとき、脂が乗り切って社会の中心でばりばり働いているとき、会社の経営がうまくいかず何とかしなければと悩んでいるとき、親しい人を失って落ち込んでいるときなど、無理をして疲れが溜まって体力的にも精神的にもまいっているときにがんを患うことは珍しくありません。

何でこんなときに降って湧いたようにつらいことが起きるのか、重なるのかと嘆く患者さんがいます。ただでさえストレスの多い現代社会です。免疫力を上げるために、少しでもストレスをリフレッシュするすべを考えてください。

生活習慣や自分に課せられた社会的な状況など、様々な因子が複雑に絡み合いながらがんの発生とその克服に影響を及ぼします。がんを患ったことで、少しの間立ち止まり、自らの人生を振り返り、これからの人生を見据えて自分の生き方を整理する機会をもらったと考えてください。あなたは人生の再出発のスタートラインに立ったのです。

がんだけが命にかかわる病気ではありません。がんにならないように健康に気をつけることで高血圧、糖尿病、狭心症、心筋梗塞、脳梗塞、脳出血などの生活習慣病が防げるかもしれません。一病息災といいます。がんを患ってあなたの生活習慣や生き方が変われば、今後、あなたに降りかかるかもしれないがんと同じように深刻な病気を防げるかもしれません。また、あなたの考え方が変われば今までの価値観とは違う、新たな人生を歩み出す第一歩になるかもしれないのです。

実際にがんを患ったことで人生観が変わり、それ以後の人生が以前より充実したと感じるようになった患者さんは少なくありません。

がんの治療はあなた自身のがんを治す力の手助けをするだけです。がんを乗り越えて、新しい人生を始めるチャンスを生かすも殺すもあなた次第なのです。

早期のがんは負担の少ない治療で治せるために後遺症も少なく、治る確率も高くなります。そこで患者さんには、年に一回は人間ドックを受けて自分の健康管理に関心を持つようにアドバイスしています。

確かに人間ドックで早期のがんを見つけるには限界があります。また、身体中をくまなく検

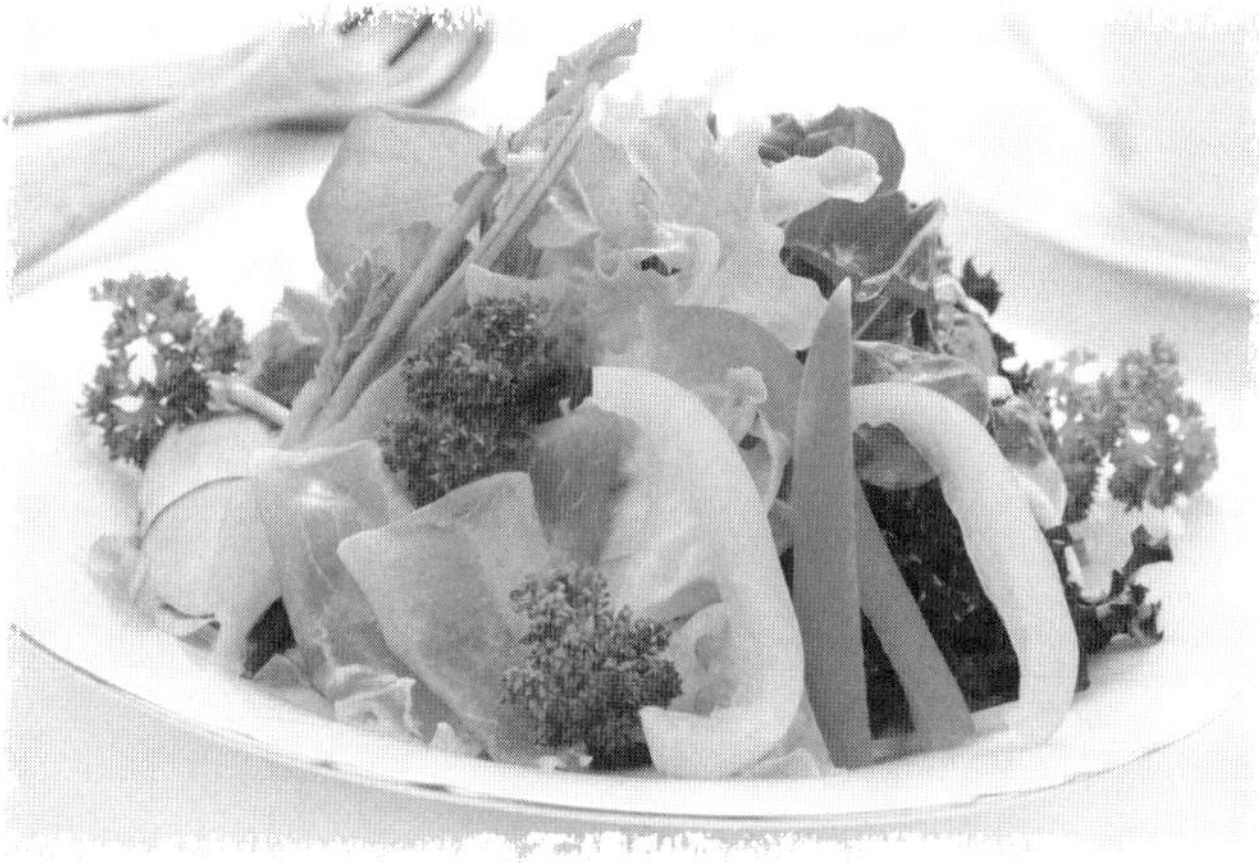

新鮮な１日のはじまり

査することは不可能です。どうしても発生率の高いがんを中心に検査するかたちになります。人間ドックを受けることで本当にがんの死亡率を減らせるかが検証されています。今後は人間ドックが有用ながんとそうでないがんが今以上に明らかになるでしょう。それでも私が人間ドックの検査を勧める理由は、人間ドックを通じて、「自分の健康は自分で守り、維持するぞ」という心構えと決意が生まれ、健やかに暮らすことへの個々の意識が変わることを期待しているからです。

第三章　我慢しないで、そしてあきらめないで

○余命を宣告されたら

人の命を予測することはできません。ましてや人の命をコントロールすることもできません。いつまで生きられるかは誰にも決められないし、わからないのです。同時に明日の命が保障されている人はいません。

がんが進行して、余命を宣告されひどく落ち込んでしまって、この本を読まれている方がいらっしゃるかもしれません。逆に余命を医師に聞く患者さんもおられます。そのようなときには、

「私は神様ではないので、人がいつ亡くなるかを予想することはできません。しかしがんと共存する場合には、今後の人生を、三ヶ月単位で考えてください。誤解しないでください、三ヶ月で人生の幕が下りるといっているのではありません。人生がドラマだとすると、そのドラマの脚本家はあなたです。がんを患っていなければ、今後の人生を五年か十年単位で考えていたかもしれません。しかしがんと共存しているときには今後の人生をもう少し短い単位で考えてほしいのです。どうか一日一日を大切に生きてください。やるべきこと、やりたいことに優先順位をつけて、順番に実行してほしいのです。そして三ヶ月たったら、そのと

きの状態で、次の三ヶ月、何ができるかを考えてください。それがどこまで続くかは誰にもわかりません。神様にしかわかりません。わからないから生きていけます」

と説明するようにしています。

人間は死というゴールに向かって歩いています。一見健康そうに見える人たちでも明日の命は保障されていません。だから一日一日を大切に一生懸命に生きるのはがんの患者さんだけではありません。全ての人が同じなのです。

〝あきらめる〟という言葉は、勝負を〝あきらめる〟など、もう駄目だという、悲観的な意味で使われることが普通ですが、〝あきらめる〟とは明らかにするということのようです。がんと共存していることを理解して、そのことを受け入れることができれば、がんを〝明らか〟にすることができます。さらにがんの苦痛をコントロールすればがんを患っていても、健やかに生きられます。余命を宣告されても毎日の喜びを感じながら、粘り強く、人生を投げることなく今日を精一杯生きることは可能なのです。

また、どんな体調であっても生きていれば必ず喜びはあります。それを感じる心を持っているかどうかです。今日を快適に過ごすことを考えてください。明日のことは、明日考えればよいのです。

「一日が一生」といいます。目が覚めるのが誕生で、午前中が青年、午後が壮年、夜が老年です。朝はなるべく早く起きて静寂の中で清々しい空気を胸一杯に吸ってください。時には照りつける日差しの中に身を置いてみてください。身体の隅々までエネルギーを行き渡らせてください。眠りに就く前には、空の星に想いを馳せてください。そして永遠に広がる宇宙を想像してください。

どんな些細なことでも結構です、できるだけ多くの体験をして、身体と精神と魂のリズムを整えて、充実した一日を過ごしてください。そのような営みを繰り返せば、空しく過ごした何十年より、よほど沢山の想い出が残せるはずです。

何度でもいいます。

「がんがあっても、どんな状況でもがんと上手に折り合えれば、がんに邪魔されずに心地よい時を過ごすことができます。どうかそのことを決してあきらめないでください」

◯痛みは我慢しなくていい

がんの痛みというと、がんの末期の痛みをイメージする方が多いのではないでしょうか。がんの末期になるまでは、痛みを我慢しなければならないとか、モルヒネは末期のがんにしか使えないと考えているとしたら、あなたの考えは間違っています。

がんによる痛みにはいろいろな痛みがあります。がんが直接神経を刺激して感じる〝がんの痛み〟の他に、がんを治療するために起きる〝治療がもたらす痛み〟もあります。がんの治療は自分の身を削ってします。自分の身を削る痛みは、抗がん剤の副作用、手術あるいは放射線治療による痛みです。いずれの痛みもがんを乗り越えようとする気持ちをそいでしまいます。したがって、私は〝がんの痛み〟だけではなく、〝手術、放射線、抗がん剤による治療の痛み〟に対しても、通常の痛み止めで痛みが和らぐことがない場合は、早い段階からのモルヒネの使用を躊躇しないようにしています。

通常の痛み止めは胃を荒らす恐れがあります。したがって通常の痛み止めを内服している患者さんが、痛みはないけれど、食欲がないと訴える場合には、胃炎や胃潰瘍を考える必要があります。そこで痛み止めを処方するときには必ず胃炎を防止する薬も処方します。

がんの痛みが強くなってくると、勝手に通常の痛み止めの一回量を増やしたり、一日に許された回数以上に服用してしまったりする患者さんがいます。これは大変危険ですから、絶対に止めてください。胃炎や胃潰瘍などの副作用をひどくする可能性があります。

そこで通常の痛み止めで痛みが取れない場合は、モルヒネを併用します。モルヒネの使用量は、痛みを取るのに適当な量まで、なるべく早く増やしていきます。モルヒネの使用量に上限はありません。痛みが取れるまでモルヒネの量を増やします。

通常の痛み止めとモルヒネは併用するのが普通です。その理由は通常の痛み止めとモルヒネとは副作用と効用が違うので、併用することで、副作用を強めることなく効果を上げられるからです。モルヒネだけで痛みを取ろうとすると、モルヒネの使用量が増えてしまいます。

人格が壊れてしまうのではないか、中毒症になってしまうのではないかなどと、モルヒネに対する不要な偏見を持っている患者さんがいます。治療の痛みにモルヒネを使うと、がんがよくなってもモルヒネが止められなくなり、中毒になるではないかとの心配です。治療の傷が癒えて痛みがなくなれば、みなさん、モルヒネを止められているので心配はいりません。

ただモルヒネには便秘や、吐き気などの副作用があります。これらの副作用が出た場合は、副作用を抑える薬を適切に併用する必要があります。

痛みは自分にしかわかりません、また個人差もあります。痛みは遠慮なく申し出てください。痛みがあることを教えてくれなければ、痛み止めを処方することはできません。痛み止めの薬が身体にさわることを心配して痛みを我慢しないでください。痛みを我慢することのほうが身体にさわります。

眉間にしわを寄せた患者さんを支えるご家族は大変です。患者さんがしかめ面をしないでがんと折り合い、笑顔で患者さんとご家族が大切な時間を過ごしていただけるように、痛みを我慢しない治療に最善を尽くしたいと思います。

◯食事のこと

がんを患うと食が細る患者さんが少なくありません。食べられない患者さんには二通りあります。お腹は空くのに食べられない患者さんと、空腹感を感じないために食べられない患者さんです。

最初に空腹感は感じるけど様々な理由で食べられない患者さんのお話をします。がんの痛みだけでなく放射線や抗がん剤による口やのどの炎症の痛みで、食事をするだけでなく水を飲むのも億劫になる患者さんがいます。そのような患者さんには炎症を抑えるために口の中を清潔にする指導とともに、積極的に痛み止めを使って痛みを和らげるようにします。

その他にがんが食べものの通り道を塞いでしまうために、飲み込みが悪くなる患者さんがいます。また舌やのどのがんを手術や放射線で治療すると、飲み込む動作に関係する神経や筋肉に後遺症が残り飲み込む力が弱くなることもあります。その他に年をとって飲み込む力が弱くなることも絡んできます。

食事は口に入れた食べものをむせ込まずに上手に食道に送る運動が必要になります。食べものをゴックンと口からのど、食道、胃へとスムーズに送っていく運動（嚥下運動）です。飲み込む力が弱くなると、食べものが誤って肺に入り、肺炎になりやすくなります。そのままの状態が続くと肺炎が進行し、入院生活を余儀なくされる場合もあります。

そのような患者さんには固形物はミキサーにかけるとか、水分は一番むせ込み易いのでとろみをつけて飲み込み易い食材に加工することをお勧めしています。最近は栄養を補うカロリーの高い栄養剤も多数開発されてきました。また飲み込む力を強くするための、リハビリテーションも必要があれば行われます。

口からまったく食事が摂れなくなった患者さんには、胃瘻《いろう》といってお腹の皮膚から胃に直接入れた管から栄養剤を注入する方法もあります。

いずれにしても空腹感を感じているにもかかわらず飲み込む力が弱いために栄養が十分に摂れない患者さんには、栄養を補給する方法を考えます。そうすることで再び元気を取り戻して飲み込む力が回復し、有意義な時間を過ごされる患者さんが少なくありません。

しかしがんと共存している場合は、がんの痛みや、食事の通り道が狭くなったことによる飲み込みづらさもありますが、空腹感がない、お腹が空いても少しの食事でお腹が一杯になってしまって沢山は食べられないと訴える患者さんが圧倒的に多くなります。前にもお話ししたようにがんの痛みを和らげる薬の副作用から吐き気をもよおし、食欲が落ちてしまう場合があります。通常の痛み止めによる胃炎や胃潰瘍、モルヒネで腸の動きが悪くなり吐き気を感じ、食欲がなくなるという症状です。これらには症状を和らげる薬を処方しなければなりません。

しかし抗がん剤の副作用とは別の食欲不振もあります。野生の動物は空腹を感じてから、食べものを探します。一日三回定期的に食事を摂る習慣は人間だけです。がんの患者さんが沢山食べるとがんに栄養を与え大きく育ててしまい、がんと上手に共存できなくなります。そこで人間の身体はしたたかにできていて、がんを抱えている患者さんは少しの食事でも満腹感を感じられるようになっていると考えるようになりました。

食べることも大切な喜びの一つです。がんと共存しているから、食べることをないがしろにしてもいいといっているのではありません。一日三回の食事を摂らなければならないのは仕事をしている人です。四六時中食事をしていては仕事になりません。がんと共存している患者さんは、何回でも小分けにして、好きな食べものを、好きなときに、少しずつ食べればいいのです。

ご家族は体力が落ちることを心配して、食が細った患者さんに食べることを強要しがちです。それは食べられない患者さんにとっても苦痛ですし、食べられない患者さんに無理に食事を勧めるご家族にとってもストレスになります。

食べ易いように食材の工夫をしたり、栄養剤を補食として利用したりしても、食事の量にはこだわらないでください。身体の欲するままに、水の流れに身をまかせるように、ゆったりと過ごしたほうが、がんと上手に折り合えます。

◯朝起きて夜は眠る、生活のリズムが大切です

夜は休息の時間です。明日を生きる生気を取り戻し、清々しい朝を迎えるために床に就きます。日々の営みによる身体と、精神の適度の疲れは、心地よい睡眠を導きます。身体には生体時計があって、規則正しいリズムを刻んでいます。そのリズムが壊れると、身体と精神に変調をきたします。睡眠時間を削らなければならないほど忙しかったり、不規則な生活で、良好な睡眠を犠牲にしたりすると免疫力は低下します。

また質のよい睡眠には、身体と精神が健やかであることが必要です。がんを患って身体の不調を感じ、精神的に落ち込んで、眠れなくなる患者さんが少なくありません。良好な睡眠のために昼寝を我慢し、適度な運動を心掛けることは大切です。しかし、つらい治療を頑張っている入院生活で、生活のリズムを維持することは困難です。旅先で枕が変わっただけでも眠れなくなる人もいます。入院して生活の場所が変わり、精神的な負担を感じ、眠れなくなる患者さんがいても不思議ではありません。睡眠薬を安易に服用すると、薬に頼るようになり、止められなくなってしまうのではないかと、睡眠薬の内服を我慢する患者さんがいます。そのような患者さんには、「睡眠薬が身体にさわるより、あなたが眠れないことのほうが身体

にさわりますよ」と睡眠薬の内服をうながすようにしています。

眠れなければ睡眠薬に頼ってでも夜は眠るようにしてください。夜は孤独な時間です。自分の病気を思い悩んで眠れない夜に、話し相手になってくれる人はいません。いつしかいいようのない孤独感と不安感、最悪の場合は絶望感に襲われ、精神的な余裕を失うほど、あなたは追い込まれてしまうかもしれません。朝になって悩んでいるのは自分だけではないと気づけば楽になるほどの悩みでも、その一晩が越えられずに自らの命を絶つという最悪の選択をしてしまう患者さんがいます。なかなか寝つけない夜が続いても、そのうちに眠れるようになるだろうと、私たちは眠れないことを簡単に考えてしまいがちですが、不眠は精神科の治療が必要なうつ病など、深刻な心の病の症状の一つかもしれません。眠れない夜が続く場合は、精神科の診察を躊躇《ためら》わないでください。専門家にしか精神的な状態を診断することはできません。素人判断は禁物です。精神科で処方された薬を飲んで、ぐっすり眠れるようになり笑顔を取り戻す患者さんは少なくありません。眠れないという心のサインを見逃さないでください。

◯患者さんとそのご家族から教わったこと

これまでに多くの患者さんの人生の一こまに付き合わせていただきました。短い時間の方、長い年月に渡った方、かかわった時間は様々でしたが、どれも真剣で、密度の濃い、学ぶべきことの多い時間でした。一つ一つが私の人生、医療の意味についての考えを根底から変えてしまうようなドラマでした。これから私が経験したいくつかの出来事をご紹介します。

＊君をあきらめない

手術で声帯を失い喋ることができなくなった上に、傷の治りが悪く、傷の安静のためにベッドに座ることも許されない咽頭がんの山田さんという六十歳の女性がいました。ストレスで精神的な限界を超えてしまうと〝せん妄状態〟といって、訳もなく暴れてしまうことがあります。コミュニケーションのとれない患者さんに寄り添うご家族のストレスも並大抵のものではありません。山田さんのご主人もその一人でした。それでもご主人は一時も離れることなく黙々と看病を続けられました。ある日、夢遊病者のように眉間に皺を寄せて暴れる山田さんの両手を握って、ご主人は、「そばにいるよ。安心して」と必死に語り掛け続けました。ご主人の声が聞こえたのか、山田さんの目から一筋の涙が流れました。時間にすれば数分だったと思いますが、とても長く感じられました。少し落ち着きを取り戻した山田さんの手を握ったまま、ご主人は悲しそうな表情で静かにうつむいていました。

いつものように病室を訪れた私にご主人が話しかけてきました。

「僕は今まで仕事のためと、家庭を顧みないで、家内をほったらかして苦労をかけてきました。今、僕はその罪滅ぼしをさせてもらっています。こんな僕でもそばにいれば、少しは家内に安心してもらえると思います」といわれました。

「山田さんは意識がないように見えても、きっとご主人がそばにいることを感じています。ご主人のためにもよくなろうと一生懸命に頑張っています。いいご主人を持たれて山田さんはお幸せですね」と私が答えると、ご主人は少し満足されたように微笑みました。

その後、山田さんは何度か死線を彷徨《さまよ》いました。徐々に危険な状況を脱してはいましたが、まだ先の見えない状況が続いていました。そんなときにご主人が小走りで近づいてこられて、「昨晩夢で家内が元気になって、もう大丈夫、ありがとうっていってくれました。きっとよくなります。先生！」と嬉しそうにいわれました。私も正夢になってくれればと期待しました。

するとご主人のいわれた通りに、山田さんの病状は日を追うごとに信じられないほど改善しました。そしていつしか、山田さんはご主人が押す車椅子に座れるまで快復されました。強い絆で結ばれたお二人が散歩される微笑ましい姿を、度々拝見するようになりました。薄化粧をされた山田さんからは、手術後の阿修羅のような表情は消えていました。少し前かがみに車椅子を押され山田さんに話しかけるご主人の笑顔と、ご主人の声を聴きながら静かに庭の草木を見る山田さんの安心した表情が今でも心に焼きついています。

私は、ご主人の献身的な介護が山田さんをここまで快復させただけでなく、大きな試練を経験されたお二人だからこそ、こんなにも深く結びつかれたのだと確信しました。そして病気を治しているのは医療者ではない、患者さんと、患者さんを支えるご家族だということを痛感しました。さらにこのときからご家族が持つ不思議な力と、愛するご家族にしか成し得ない奇跡を信じるようになりました。

*僕を見つけた（がんが人生を変えた）

二十歳という若さで咽頭がんを患った中村君という青年がいました。中村君は高校時代から飲酒、喫煙を覚え、アルバイトをしながらのその日暮らしの、不規則な毎日を送っていました。治療の説明に対しても他人事のように対応し、投げやりな態度で、自分はどうなってもいい風を装っていました。後で知ったのですが、実はがんの恐怖で夜も眠れなかったようです。治療が進むにつれて治療の副作用がひどくなってきました。そのときに同室の患者さんたちに、随分励まされ、助けられました。中村君とは親御さんや、お祖父さんほど年の違う患者さんたちです。

同じ苦しみを味わい、その苦しみに立ち向かっている患者さんたちには、強い連帯感が生まれます。中村君は一人ではないことに気づきました。人間は一人で生きているのではなく、お互いに助け合って生きていることに気づいたのです。あるとき同室の高齢の患者さんが廊下で倒れました。中村君は必死の形相で真っ先に廊下に飛び出しその患者さんを助け起こしました。

中村君は退院してから、大学を受験して、社会福祉関係の会社に就職しました。あるとき私に、

「僕はがんになって本当によかったと思っています。がんになっていなければ、今の僕の人

生はありません。僕は病院でいろいろなことを学ばせてもらいました。自分はつまらない人間で、どのように生きればよいか迷っていたけど、人生を生きることに希望を持てるようになりました」と伝えてくれました。私は、

「君は同年代の友だちが経験しないつらい体験をしなければならなかったけど、そのかわり誰にもできない貴重な体験もしたね。今度は人間として大きく成長した君が多くの人たちを救う番だね」と中村君に答えました。中村君は少しはにかみましたが、すぐに自信に満ちた笑顔を見せて大きくうなずきました。私は中村君と出会えたことに、ただただ嬉しくなり、こんな出会いができたことに感謝して、心の中でそっと手を合わせました。

＊あなたから離れない

喉頭がんの手術で声を失った鈴木さんという六十二歳の男性が再発して病室で抗がん剤治療を受けていました。先の見えない不安で、鈴木さんからは笑顔が消えていました。塞ぎ込んだ鈴木さんは自然と病室に篭《こも》ることが多くなりました。

つらい状況の鈴木さんと向き合い、ご主人とは対称的に、とても明るい素敵な笑顔で鈴木

さんを支える夫人がいました。夫人は自分まで暗くなってしまうと、鈴木さんがさらに落ち込んでしまうと考えて、つらいのに明るい笑顔で頑張っているのだなと推察していました。

あるとき夫人が、

「今まで主人とこんなに濃密な時間を過ごしたことはありませんでした。今の主人は私だけのものです。こんな幸せな時間を持てたことに感謝しています。主人との残された時間を大切にしようと思います」と笑顔を浮かべて話されました。

当時の私はその夫人の想いを素直には理解できませんでした。もう完治の望めない病気と闘っているご主人に寄り添い、夫人はその無念さを抱えながら、希望の見えない毎日を必死に耐えているのだろう。だから、夫人のためにも鈴木さんには可能性が少しでもあれば、つらくても強力な抗がん剤治療を頑張ってもらい、元気を取り戻して長生きしてもらおう。そのためにこのまま入院治療を続けてもらおうと考えました。

その後、残念ながら抗がん剤の効果は見られず、鈴木さんの容態は徐々に悪くなっていきました。それでも夫人の笑顔は変わりませんでした。あるとき、鈴木さんから自分の願いをしたためた手紙を渡されました。そこには、「がんが完治できないことはわかっています。僕にはやらなければならないことがあります。妻と自宅でゆっくり時間を過ごしたいので、外来治療を希望します」と書かれていました。私は、「外来では今の治療は続けられません。もっと弱い治療になります。効果も少なくなるかもしれません」と答え、暗に入院治療の継続を勧めました。それでも鈴木さんは外来治療を強く希望し退院されました。その後は不思議なくらい病状が安定しました。しばらくご夫婦とも笑顔で外来に通院されました。

私は、今まで気づかなかった大切なことをこのご夫婦から教えていただきました。それは医療の役割は、患者さんの残された時間を、単に引き延ばすのではなく、上手に、有意義に過ごしてもらうために如何にサポートするかにあるということです。

また苦しい状況の中でも喜びを感じる心を持っていれば、必ず喜びは見つけ出せる、希望も持てるということにも気づかされました。そして一日一日を丁寧に一生懸命生きること、自分を支えてくれる人を思いやることの大切さも学びました。

当時は患者さんに一分一秒でも長く生きてもらうための治療をすることが大切で、治療をあきらめて患者さんを亡くしてしまうことは医療の敗北だと、私は勝手に思い込んでいました。そのためにがんの痛みで苦しんでいる患者さんにも、モルヒネは生きる気力を弱らせてしまうという間違った考えから、患者さんにはなるべく痛みをこらえてもらってできるだけ使わないようにしようと私だけでなく他の多くの医師も真剣に考えていました。患者さんも家族も同じ気持ちだから、当然そのことを理解してくれるはずだと信じていました。

しかしこのときから、たとえがんの完治の望めない患者さんでも希望を失わずに、有意義な時間を過ごしてもらうことはできる。そのサポートに最善を尽くすことが私の使命だ。私は患者さんが苦痛でしかめ面をして残された日々を過ごすことのないように、モルヒネを使ってでも苦痛をとることを最優先にしようと自分に誓いました。

*クリスマスに流した涙

家族と連絡をたって一人で、孤独に暮らしていた渡辺さんという六十六歳の男性が入院してきました。ちょうどクリスマスの時期で、病棟でのクリスマス会に出席されました。病棟のホールを蝋燭《ろうそく》の灯りだけにして、アベマリアの音楽をバックに、聖書のマタイによる福音書の山上の説教の「思い悩むな」の一節を読みました。

それだから、あなたがたに言っておく。何を食べようか、何を飲もうかと、自分の命のことで思いわずらい、何を着ようかと自分のからだのことで思いわずらうな。命は食物にまさり、からだは着物にまさるではないか。

空の鳥を見るがよい。まくことも、刈ることもせず、倉に取りいれることもしない。それだのに、あなたがたの天の父は彼らを養っていて下さる。あなたがたは彼らよりも、はるかにすぐれた者ではないか。

あなたがたのうち、だれが思いわずらったからとて、自分の寿命をわずかでも延ばすことができようか。

また、なぜ、着物のことで思いわずらうのか。野の花がどうして育っているか、考えて見るがよい。働きもせず、紡ぎもしない。

しかし、あなたがたに言うが、栄華をきわめた時のソロモンでさえ、この花の一つほどにも着飾ってはいなかった。

きょうは生えていて、あすは炉に投げ入れられる野の草でさえ、神はこのように装って下さるのなら、あなたがたに、それ以上よくしてくださらないはずがあろうか。ああ、信仰の薄い者たちよ。

だから、何を食べようか、何を飲もうか、あるいは何を着ようかと言って思いわずらうな。

これらのものはみな、異邦人が切に求めているものである。あなたがたの天の父は、これらのものが、ことごとくあなたがたに必要であることをご存じである。

まず神の国と神の義とを求めなさい。そうすれば、これらのものは、すべて添えて与えられるであろう。

だから、あすのことを思いわずらうな。あすのことは、あす自身が思いわずらうであろう。一日の苦労は、その日一日だけで十分である。

（聖書、マタイによる福音書第6章25節〜34節、日本聖書協会より）


私はキリスト教の信者ではありません。聖書を勉強していませんので、正確な解釈ではないかもしれませんが、以前から私は聖書の山上の説教のこの一節が大好きです。

「木々を飛んでいる鳥たちや、野に咲いている花は、何かの役に立とうとして生きているのではありません。ただそこに生きているだけです。何の仕事もしない植物や動物も神様は生きることを許しています。あなたが病気で働くことができなくなって、たとえ仕事を失ったとしても、神様はあなたが生きることを許されるはずです。あなたは、ただ真面目に今日を精一杯生きればいいのです。その日の苦労はその日だけで十分です。明日のことで思い悩む必要はありません」と患者さんに私なりの解釈を話しました。

がんを患ったために休職したり、失職して、稼げなくなり、家族の中での自分の存在価値がなくなったと悩んだり、自分は社会的な地位も名誉もない、つまらない人間だと、自分を卑下して、人生を投げてしまっている患者さんがいます。

「人間は何かのために生きているのではありません。仕事ができなくなったことで社会的な地位を失ったと悩むより、生きているだけで神様から祝福されていることを考えてください」と続けました。そのときです、私は患者さんたちの顔を見て驚きました。大勢の患者さんが涙を流していたのです。渡辺さんも泣いていました。

患者さんは私の拙《つたな》い話より、クリスマスの夜と、音楽と部屋の雰囲気に感動したのかもしれません。翌日渡辺さんから、「今までにこんなに優しくされたことはありませんでした。本当にありがとうございました」と感謝の言葉をいただきました。今でもあのときの渡辺さんのさわやかな笑顔が忘れられません。

聖なる一夜

＊僕を忘れないで

まだ三十代の佐藤さんには、夫人と幼稚園に通うつとむ君という可愛い男の子がいました。咽頭がんはかなり進行していました。夫人とつとむ君がよく一緒に佐藤さんのお見舞いに来ていました。ベッドの横で楽しそうにつとむ君は笑っていました。佐藤さんのがんの手術と、放射線治療は無事に終了し一家に平穏な時間が戻りました。がんは残念ながらその後再発しました。佐藤さんの再入院のときもつとむ君は事態が理解できないのか、前回の入院と同じようにベッドの横ではしゃいでいました。気丈に振舞っていた夫人も、さすがに再入院ではふっとした瞬間につとむ君の笑顔とは対照的に不安を抱え疲れた表情を浮かべていました。

佐藤さんは抗がん剤治療が終わり退院されました。次第に佐藤さんは自宅のベッドで横になることが多くなりました。つとむ君は幼稚園から帰ると、すぐにお父さんのベッドに行き、その日の出来事を話すのが日課になっていました。ある日、佐藤さんはベッドから起きて、わが子を膝の上でそっと抱きました。そしてつとむ君の瞳をじっと見ました。意を決した佐藤さんは静かに、

「パパはつとむとママといつまでも一緒にいたいけど、もうすぐ天国に行かなければいけな

いんだ。パパがいなくなってもママが寂しがらないように、ママを頼むよ。パパは空の星になって、いつもつとむとママのことを見ているからね」と静かに、諭すように覚悟の言葉を伝えました。つとむ君はただ、「パパとママと一緒じゃなきゃいやだ」と泣き続けるだけでした。佐藤さんも泣きながらそっとわが子を抱きしめました。夫人も一緒に泣いたそうです。それからしばらくして三人は悲しいお別れの日を迎えました。

ある夕暮れに川沿いの土手の道を、夫人とつとむ君が、一緒に歩いていました。突然、つとむ君は一番星をさして、「パパだ」と叫びました。「パパはいつも僕たちのそばにいるんだよね」と夫人に訊ねたそうです。その話を聞いて私は、「きっとご主人が空から見守ってくれていますよ。そう信じればご主人がお二人を見守っていてくれていることを実感できると思います」と答えました。夫人は、「主人を失った悲しみは決して消えることはありません。でもこの子を見ていると、いつまでも悲しんでばかりいられない、この子のためにも生きていかなければならない」と決意したことを話してくださいました。そのときの夫人の顔には笑みも浮かび、ベッドサイドで見せた絶望した表情は消えていました。

愛する人が亡くなり、失ってしまったという喪失感は残された家族の生きる力を奪ってしまうことがあります。その喪失感は決して消えることはありません。しかし夫人は愛する人は亡くなってもいつもそばにいてくれると信じることで、独りぼっちじゃないと感じられるようになり、自分のためではなく、愛する子どものために生きようと決意されました。残された人が悲しみや試練を乗り越える方法を、佐藤さんのご家族から教えていただきました。

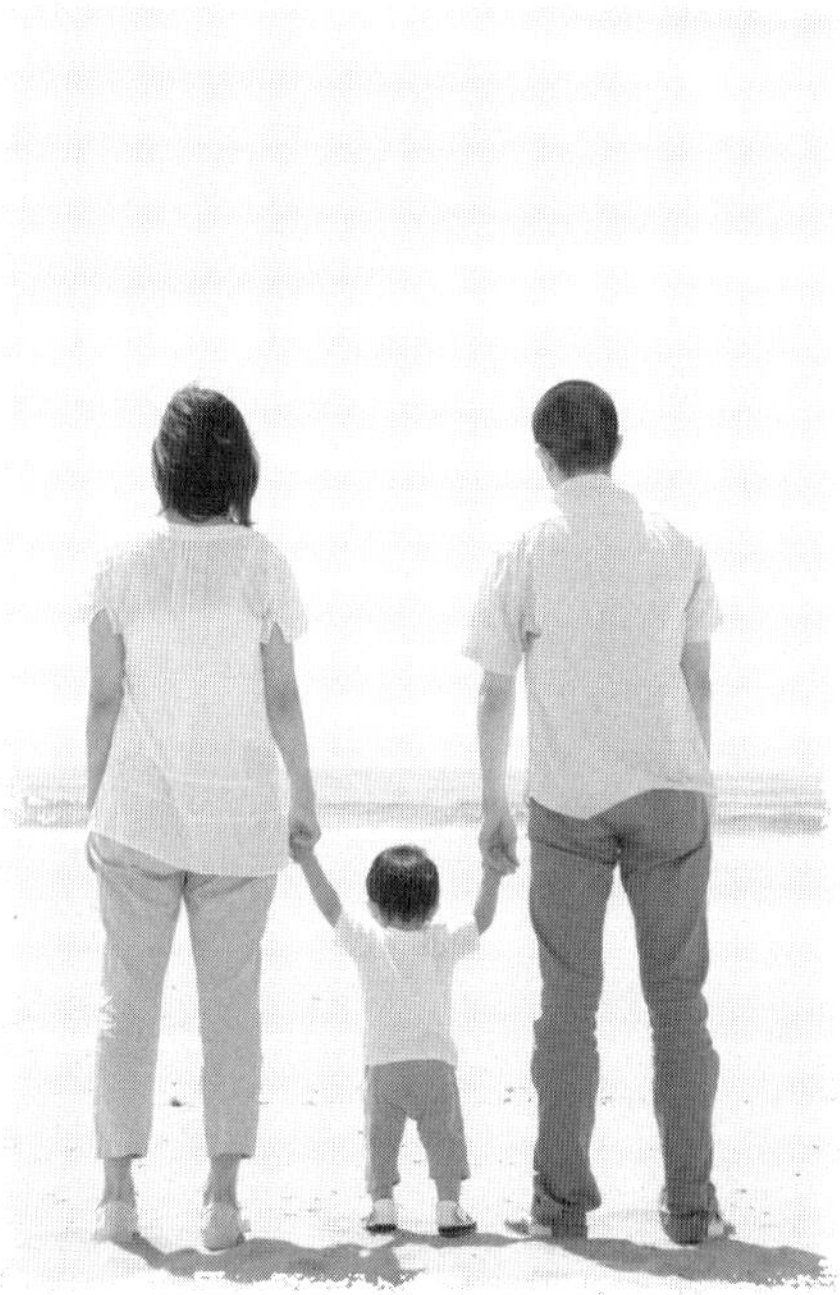

大切な時間

＊いつか来た路

単身赴任で地方に行っていた及川さんという五十代後半の男性が首に腫瘍を触れるようになり赴任先の病院を受診しました。首の腫瘍ががんのリンパ節転移ではないかと考えた医師は、のどにおおもとのがんがないかを調べたところ咽頭がんが見つかりました。頭頸部領域のがんは自覚症状がないことが多いために、首のリンパ節転移の腫れに気づいてはじめて病院を訪れる患者さんが少なくありません。自宅で治療したいとの及川さんの希望から当院に紹介されました。外来には及川さんが一人でみえて、冷静に病気の説明を聞いていました。

患者さんとご家族と一緒に病状を説明するのが原則なので、及川さんにご家族を連れて来てほしいとお願いしました。しかし及川さんは、夫人は気が弱いので、自分一人に病状を話してくれればよいと最初は突っぱねました。結局、日を改めて病院を訪れた及川さんご夫婦に現在の病状と今後の治療について説明しました。夫人は硬い表情で説明を聞いていました。治療は順調に終了し、及川さんは今まで通りの単身赴任の生活に戻りました。

その後、がんが再発し、他の臓器への転移も見つかりました。私は完全にがんを治すのは困難であることを説明した上で、外来での抗がん剤治療を提案しました。抗がん剤治療はがんとの共存を目指す治療で、がんを治す治療ではないことを説明しました。「とにかく一日一日を大切に過ごしてほしい」とお話ししました。及川さんは表面上、冷静でしたが、夫人は相変わらず不安そうな表情をされていました。

抗がん剤が効果を示し、仕事も会社の配慮で単身赴任を止めて自宅からの通勤に変わり、定期的に通院しながら普段と変わらない生活を過ごされました。

一年して、及川さんは身体のだるさを訴え、会社も休みがちになりました。それまでは外来に及川さんが一人で受診されることが多かったのですが、その頃からご夫婦で外来にみえるようになりました。夫人は以前と違って及川さんの食事で注意することはないかと質問されるだけでなく、自宅での様子も積極的に話されるようになりました。

あるとき及川さんが夫婦で旅行したいとの想いを切り出され、私に承諾を求めました。正直、迷いました。途中で体調が急変したときの狼狽した夫人の表情が容易に想像できたからです。私は、「止められたほうがよいと思います」とお答えしました。

しかしご夫婦は意を決し旅行に行かれました。私から承諾がもらえなかったことでお二人はどんなに不安だったかと思うと、後から申し訳ない気持ちで一杯になりました。

目的地に着いて見晴らしのいい小高い丘に続く階段の前で、お二人は立ち止まりました。しばらくして及川さんがそこから引き返そうとすると、夫人はご主人の前にしゃがんで背中を差し出しました。「いいよ」と及川さんが帰ろうとしても、夫人は、「ほら」と背中を差し出してしゃがみ続けていました。及川さんはちょっとはにかんで静かに夫人の背中に痩せた身を委ねました。夫人はご主人を背負って階段を一歩ずつ上りました。

小高い丘の上で、及川さんは涙を流しながら、夫人の手を握って、たった一言、「ありがとう」といわれました。ご主人からの感謝の言葉を聞いて、夫人は全てを受け入れ、本当によかったと思えたそうです。その小高い丘は及川さんが夫人にプロポーズをした場所でした。

ほどなくして及川さんは亡くなりました。夫人は、

「がんを患った主人の介護は正直つらいこともあったし、今でも主人を許せないこともあります。単身赴任中は、主人は子どもの教育や家庭の問題を私に任せきりでした。私や家族に関心を示さない主人との夫婦関係は正直もう終わりかと考えていました。でも、がんを患ったことで主人の考え方が変わって、私を頼るようになりました。今まで忘れていた夫婦の会話を取り戻し、想い出話や、子どものことを自然に話せるようになりました。主人のがんの介護

を通してお互いの心の窓が開き、自分たちが見失っていた大切なものに気づきました。壊れていた二人の関係が修復され、綻《ほころ》びかけていた夫婦の絆が、もう一度結ばれました。最後に二人で無事に思い出の地に行けたことに感謝しています。今は主人のために頑張って本当によかったと思っています」と話されました。私は内気な印象であった夫人に、「ご主人を背負われたときに、周りの目が気になって恥ずかしくありませんでしたか?」と尋ねました。夫人は「まったく気になりませんでした。主人のことを思うと周りのことは平気でした」と観音様のような笑顔で話されました。

「奥様は本当に強くなられましたね。ご主人のことはつらい試練でしたが、奥様はこれから困っている人の支えになれるほど大きくなられました。ご主人と同じように多くの人を助けてあげてください」とお願いしました。夫人は自信にあふれた表情で頷《うなづ》かれました。あのときの夫人の表情は、及川さんが入院したときとは別人でした。

私は及川さんご夫婦から、いつからでも人生はやり直せること。さらに一見気が弱そうに見えた夫人にも、予想外の強さが隠されていたことから、愛する人のために頑張ろうと決意したときから、人間は本当に強くなることを教えられ、心を打たれました。

第四章　あなたの一歩から全てが始まる

◯あなたの願いが医療を変える

医療は患者さんの願いや想いを反映するかたちで進歩してきました。治療法を選択するのは患者さんだからです。患者さんが選ばない治療法はいずれ廃《すた》れていきます。

生きる質が問われています。人間は必ず人生の終わりを迎えます。それまでにどの位、自分らしい生き方ができたかで人生の満足度が違ってきます。

繰り返し説明してきたように、がんの治療は、程度の差はありますが、治療がもたらす利益だけでなく、副作用や後遺症などの不利益にも考慮して決定する必要があります。そのためには治療後の人生をどのように生きたいかを明確にした上で、治療後の身体の状態をイメージして、これなら治療後も頑張っていけると思える治療を選択することが大切です。

最近のがん治療の効果は、患者さんが単に生命の危機を脱しただけでは不十分で、治療前の生活にどの程度まで戻れたかが評価されるようになってきました。治療後に社会に復帰しないと食べていけない患者さんが少なくありません。そこで治療前と変わらない日常生活が送れる、後遺症の少ない治療法が開発されてきました。

また、がんが再発してしまったから、もう人生の終わりだとあきらめないでください。がんと上手に共存して、健やかな生活を送るためのサポートに主眼をおいた治療法が進歩してきています。

患者さんが自分の人生を、自分らしく、生きがいを持って生きる。その手助けをするのが医療者の務めであることをお話ししました。そのために個々の患者さんの生き方に合わせて治療方法が工夫されます。患者さんの要望に応じるかたちでがんの治療は変遷してきました。

残念ながら医療は社会経済に大きく影響されます。最近、高齢化にともなう医療費の増大により様々な医療費が削減されてきています。がん治療も例外ではありません。例えば入院期間が長くなると、一日あたりに請求できる医療費が安くなってしまう制度になりました。なるべく入院期間を短くして、入院患者さんを効率的に診療しないと、病院の収益が上がらない仕組みになりました。そのためには外来でできる検査や治療は、外来で済ませるなどの努力が要求されます。保険制度のもとで医療は行われます。良い悪いは別にして医療は保険制度と密接に関連しています。つまり社会の価値観の変化に医療は強く影響されるわけです。医療の方向性は、社会がどのような価値観で今後の医療に期待を寄せて、何を望んでいるかによって決まります。

よい医療を構築するためには、よい社会を作る必要があります。そのために私は医療の分野だけでなく、政治や、経済、社会問題などにも関心を持つようにしています。あなたも医療をよくするためにも、是非これらのことに興味を持ち、かかわるようにしてください。

今、社会をリードすべき政治の質が問われています。医療も政治の中で構築されています。政治の質の低下は医療にとっても由々しき問題です。しかし政治家を選んでいるのは国民ですから、政治の質が低下していると批判するなら、政治家を選んでいる国民の質が低下しているのではないかを問わなければなりません。私たちの人生にとって何が大切で、その大切なものを守るために、何をしなければならないかが問われているのです。政治も医療も私たちと常につながっています。私たち一人ひとりが人生にとって大切なものに気づけば自然と社会も変わっていきます。患者さんやご家族とともにがんと格闘してきてこんなことも考えるようになりました。

○全ては愛することから始まる

ヴィクトル・ユゴーの『レ・ミゼラブル』をご存知でしょうか？　貧しい家族のために一切

れのパンを盗んだ罪で長い間投獄され、すっかり心がすさんでしまった主人公のジャン・ヴァルジャンがやっと仮出獄を許されます。しかし、一夜のほどこしを受けた教会で銀の食器を盗んでしまいます。食器を盗んだことがばれて、警官に捕まったヴァルジャンを、「その食器は私が彼にあげたものです。この銀の燭台《しょくだい》も持っていきなさい」と司教が救います。司教の愛に救われたヴァルジャンは改心します。あるとき、離れて暮らす娘のコゼットに仕送りをするために娼婦となり奈落の底まで身を落としたファンティーヌと出会います。荒《すさ》んだ生活を強いられ、無理がたたって不治の病で臨終のときを迎えたファンティーヌの最期に立ち会ったヴァルジャンは彼女を哀れみ、コゼットを引き取り自分の娘として育てることを彼女に約束します。ヴァルジャンはコゼットを愛し、彼女の幸せのために自分の命をかけて、その後の様々な窮地を乗り越えていくという、〝無償の愛〟をテーマにした小説です。ミュージカルとしても演じられ有名になりました。私はミュージカルを見て心が洗われました。

父親を愛するコゼットに見守られながらヴァルジャンが天国に旅立つときの、「誰かを愛することは神様のおそばにいることだ」というせりふに全てが集約されていて感銘を受けました。

自分の境遇を嘆き、人を信じられなくなった主人公が、〝無償の愛〟を説かれたことから人を愛することの大切さに気づき、コゼットを愛することで、自分が救われ自らの幸せを実感していく。

一見不幸な身の上と思われる人でも、人を愛することで生きがいを見つけ幸せになれる。人を愛することは誰にでもできます。誰にでもできるということは、誰でも幸せになれるということです。本当の幸せはお金で買えるものではありません。ましてや本当の幸せを、地位、名誉、年収で計ることもできません。人生の勝ち組、負け組みなど、社会のものさしでは、幸せは計れないのです。幸せの尺度はそれぞれの心の中にあります。がんがなくても健やかでない人がいるように、がんを患っても健やかに過ごしている人がいます。お金持ちでも不幸な人生を送っている人もあれば、貧しくても豊かな人生を楽しんで自分の幸せを感じている人もいます。

既に気づかれている方や、今まで私がお話ししてきたことを理解していただいた方にはわかっていただけると思いますが、幸せに生きることは外見が問題ではないのです。〝健やかであること、幸せであることを感じる心を持っているか〟どうかなのです。

私は健やかであること、幸せであることを実感するためになくてはならないものが、〝愛すること〟、〝愛されること〟だと信じているのですが、みなさんはどう思われますか？

◯限りがあるから充実して生きられる

試験前ににわか勉強をして、いわゆる一夜漬けで何とか試験をパスした経験は誰にでもあると思います。不十分な知識しか得られず試験問題を解くのに苦労し、時には「もう駄目だ……」とあきらめて、今度こそ毎日少しずつ勉強して試験準備をしようと誓いますが、また試験日を迎えると同じ苦しみを味わってしまった人は少なくないと思います。興味のあることは毎日できても、興味のないことは後回しにしてしまう。これは人間の悲しい性なのかもしれません。それを乗り越えるために、毎日苦手なことにも取り組めるような訓練をするのは教育の重要な使命の一つに違いありません。

しかし全てのことには締め切りや限りがあります。呼吸や心臓の鼓動を意識するのは、肺や心臓に病気があるか、運動して肺や心臓に負担がかかったときだけです。命に限りがあることも肺や心臓の機能が落ちて苦しさを実感するまでは無意識の世界なのでしょう。命に限りがあることを意識しなければ人の死に接してもすぐに自分に降りかかることとは思えないのが普通です。ある面では死を意識することはとても怖いことであるために、死をパニックにならずに受容できる性根が座るまで神様は死を意識しない性を与えてくださったのかもしれません。

人生経験を積んできて死を受容する力がついてくると、死を意識することができるようになってきます。人生には限りがあることが実感できるようになります。そのときこそ人生を充実させるチャンスです。「あれもやろう、これもやらなくちゃ」と計画を立てなければ悔いを残す人生になることにやっと気づいたのです。そんなときにがんを患って、心身ともにつらい状況になった患者さんのつらさを少なくする手助けをして、人生を全うしてもらうのが私たちの大切な仕事だと思っています。ですからつらいことはつらいと正直に訴えていただきたいのです。隠していてはわかりません。あなたの人生の生き様を刻む、大切な時間を無為に過ごさないでください。家族のぬくもり、自然の中の心地よい空気、魂が揺さぶられ涙が出るほど素敵な音楽や文章、絵画、心が落ち着く神社、仏閣、教会、行動を起こせば感じることのできる感動が沢山あります。そしてそれを感じたあなたの素敵な笑顔を見て幸せを感じる人がいます。あなたの素敵な笑顔で周りの人を幸せにできればあなたはもっと幸せになれます。

○私が見つけた人生のよりどころ

私には大切にしている人生のよりどころがあります。それは〝理屈なしに理解し、感動することを大切にしよう〟と、〝人間には愛が空気や水と同じように生きていくためには欠かせない〟という二つです。

私は一九六〇年代後半から一九七〇年代前半に中学、高校の青春時代を過ごしました。私の学んだ学校は中高一貫教育で生徒に自由と責任を教え、生徒を子ども扱いしない校風でした。中学の始業式のことです。学校の名物先生であった初老の体育を担当していた教頭先生が壇上に上がるために席を立ちました。そのときです。出席していた全ての上級生から、割れんばかりの拍手とともに呼び捨てにした先生の名前と先生を茶化す野次が、あちこちから断続的に沸き上がり講堂の中一杯に轟きわたりました。にわかに私の身体の中を緊張が走りました。苦《にが》り顔をした教頭先生が羽目を外した生徒を大声で諫める緊迫した場面を想像したからです。しかし思いもよらない展開が待っていました。教頭先生は、怒るどころか実ににこやかな満面の笑みを湛《たた》えて手を軽く上げ、動じることなく生徒の手荒い歓迎に応えたのです。教頭先生が話し出すとあれほど激しかった拍手と野次がぴたりと止みました。その後も時々生徒から野次は出ましたが和《なご》やかに始業式は終了しました。

私はその光景に目を見張りました。今までの私の中で重石となっていた学校に対する抑圧的なイメージは崩壊し、学校の中で堅苦しく装っていた自分自身が解放されました。自分が知らなかった自由で不思議な世界に一歩足を踏み入れたような気分になり、これからの学校生活に対する期待で胸が一杯になり気分が高揚したのを、今でも鮮明に思い出します。

その後は試験の点数で評価されることもなく、自由に自己表現することが許され、自分が他の人と違うことに意味がある、そのために自らの個性を作り上げ、他の人と違う変わった人といわれることこそ喜ぶべきこととする環境ですっかり小生意気になった私は呑気に青春を謳歌していました。

高圧的で見下すような態度をとる人間にも、自分の考えをしっかり持ち怯《ひる》むことなく対等に立ち向かわなければならない、恐れることはないと考えるようになりました。そのためにはどんな人と議論しても負けないように、真理を導く理論を学び理論武装を強固にしなければならない。そうして築かれた誰にも論破されない理論こそが真理であると考えるようになりました。

当時は学生運動の嵐が全国に広がっていて、東大の安田講堂で学生と機動隊の攻防が繰り広げられていました。学生運動の嵐が私の学校にも及んできました。学校の中で教育、社会体制に対する様々な議論が交わされました。機動隊と学校の門を境に対峙したこともありました。多くのマスコミが取材に来ましたが、その報道も事実と違うことが少なくなく、結局、自分の目で見たことしか信じられないとの想いを強くしました。

学生から社会を変えると始まった学園紛争でしたが、当然ですが、社会の体制は何も変わらず、どうしようもない虚無感に襲われました。

そんなときに私の考え方を根本から揺さぶる、友だちの言葉がありました。

「理屈なしに感動することは、他の人に影響されることもないし、奪われることもない。揺るぎないものだ」ということです。心から美しいと感じたり、悲しいと感じたり、嬉しいと感じたり、愛する人を愛おしいと感じたりすることです。

ビートルズの曲の歌詞にも心揺さぶられました。「誰にも必要なのは愛」「愛こそすべて」といったリフレインが、常に当時の私の心の中に響き続け、私の生き方の根底を支え、励ましてくれました。今でも私の心の中で消えることなく生き続けています。

これからは自分の中に揺ぎないものを作ろう。そのためには一人でもよいから、自分を本当に理解し、愛せる人を見つけよう。

こんなことをいうと怒られてしまいますが、医学の道を志したのも、病に苦しんでいる多くの人を救いたいという崇高な想いではなく、ただ身近で自分を愛してくれる人を救いたいという思いからでした。

きれいごとだと思われるかもしれませんが、今でも、あのときに見つけた自分の心の奥にあるものは変わることなく私を支え続けてくれています。もしかしたら若いときにしか共有できないきれいごとかもしれないと思ったことに、実際救われる人生も多いことを、しみじみと実感する毎日です。

人生は、本当は単純なことなのかもしれません。赤ん坊は人生を生きるのに大切な、純粋なものを既に身につけて生まれてきます。親から愛されることで、もともと持っている純粋なものが守られ、失わずに育っていきます。しかしそれに気づく意識は個人差がありますが、なかなか芽生えません。年をとるにつれて社会の中でもまれても生きていけるように外敵から自分を守る複雑な衣を一枚一枚まとっていきます。その結果、自分の中にある純粋なものがどんどん見え難くなっていきます。だから身体の中にある純粋なものを忘れないように親や他にその人とかかわる誰かが教え続ける必要があります。がんを患って苦しんでいる患者さんの手助けをすることも純粋なものを見つける大切な機会となります。

年齢を重ね、様々な学びをすることで生きる知恵と力がついてくると、生きるために、不必要な衣を一枚一枚脱げるようになります。そして赤ん坊の頃から自分の中にある魂の存在に気づき、それをさらに成長させていくための一連の学びをしていきます。赤ん坊の頃からもともと持っていた生きるために大切なものに気づくことが私たちの最初の学びで、それに気づいて育てることがその次の学びです。

魂を成長させるための学びの一環として人生の試練がそれぞれに与えられます。人生の試練を乗り越えることが生きること、人生にとって大切なものを学ぶこととすると、人生を生きるということは修行僧が荒行をすることに例えることもできます。そしてこの生きることと学びを坦々と続けた人は人生にとって大切なものは実に単純で、純粋なものであることに気づくようになります。坦々と生きるという意味は、日々の出来事を正しい生き方で真面目にこなしていくことです。何処にでもいる普通の人の日常生活です。正しい生き方とはあなたの家族でも、友人でも誰でもいいですから、自分以外の人を幸せにするために生きるということです。

そうして人生を極めた人は強くなり、周りから身を守る衣を必要としないために、不必要な衣を脱いで、生きるために大切なものだけを身につけて生きていけるようになるのではないかと考えています。

私は丸裸で生まれ、丸裸で死んでいく人間は、生まれるときと、最後のときの姿が一緒なのかもしれないと考えたりもします。

あとがき

今まで読んでこられて、がんと関係ない話が多かったと思われるかもしれません。がんについて説明した本はたくさんあります。病院やがん関連施設のホームページからも多くの知識が得られます。詳しいがんの説明はそちらに譲り、ここで私が強調したいのは、人間の根っこの部分の重要性に気がつくと、どんな苦しみにも耐えていけるように強くなれるということです。

がんを患ったことで心の窓が開き、人間の生きる意味や、生きるうえで大切なことを考えるようになります。がんだけでなく全ての病気や、その試練は、人間の根っこの部分を強くします。そのときが、あなたが生まれ変わるチャンスかもしれません。そのチャンスを、上手に生かすかどうかはあなた次第です。

暴れ馬を上手に御す作業にあなたが頑張るがん治療を例えると、私たちが行うがん治療は暴れ馬をおとなしくすることと、あなたに暴れ馬を乗りこなす技術を伝授することだと思います。あなたが一度身につけた技術は、決して失われることはありません。

がんが身体の中で常に生まれているとすると、がんを身体の中からすっかり掃除してしまうことはできません。がんが五年間再発しなければ、がんは治ったとする考えがあります。しかし、私はがんが五年間再発しなかった患者さんは、がんが消えたのではなく、五年間、がんを増やさずに上手に折り合えた方と考えるようになりました。したがってがんが治療後に残ったり、再発したりしたとしても、悲観することはありません。これからそのがんと上手に付き合う方法を考えればいいのです。人生は一日一日を充実させて健やかに生きることが大切です。

そこでがんを一種の老化現象ととらえたらと思います。老化をして少し〝がた〟がきた身体の機能は、若い頃のように不摂生をして乱暴に使えば壊れてしまいます。しかし、手入れをしながら丁寧に使えばまだまだ使えます。根気よく、辛抱強く使うことが大切です。具体的には、失った機能があれば、その機能でもできることを探したり、工夫したりすればよいのです。痛みを感じてつらければ痛み止めを使って痛みを感じないようにすれば、普段通りの生活が送れます。

現代社会では、いわゆる健康とされる身体でも、健康を実感できない人が少なくありません。ある意味ではそのような人たちは健やかとはいえません。逆にがんを患っていても、痛みがコントロールされ、残された機能を使って毎日の生活を楽しく過ごしていれば、健やかに生きていけることを既にお話ししました。

がんが消えた、消えないで、がんに勝った、負けたと一喜一憂しないでください。それよりもあなたの大切な人生を、がんに邪魔されないようにすることと、がんを患ったことをプラスにして人生をそれまで以上に充実して生きようと考えることのほうがずっと有益です。

がんと上手に付き合うための答えは人間が十人いたら、十通りあると思います。あなたの答えを探してください。そのためにまず、あなたの人生を考えてください。その人生を生きるための手助けをしてくれる人があなたの周りにいるはずです。あなたは独りぼっちではありません。困ったときには助けを頼みましょう。そしてあなたを助けてくれた人たちに対する感謝の気持ちを忘れないでください。

人生はもともと格好のいいものではなく、どんくさいものだと思います。どうか強がらずに弱い自分を肯定して、格好を気にせずにしぶとく生きてください。私は、人間は自分のことを心配してくれる人がいることが実感できれば、みなさんが思っているほど柔ではなく、結構強いものであることを教えられました。愛する人、愛してくれる人がいればもっと強くなります。その全ての人間が持っている強さを忘れずに、あなたの人生をあまり難しく考えずに、ひたすら生きてほしいのです。生きていればいろいろな喜びに触れることができます。

私の仕事は、患者さんとご家族ががんに立ち向かうことに寄り添うことだと思っています。患者さんとご家族が本当によい治療を受けて、いい人生を送れたと私に感謝してくださったのなら、きっと患者さんとご家族が悔いのない、満足できる治療を選んで頑張ったと実感されたのだと思います。

患者さんと医師の出会いも、一期一会だとすると、そういう出会いをしたいものだと私はいつも思っています。患者さんとご家族が上手にがんと付き合って、楽しい人生が送れたと思っていただけるような治療ができれば最高です。

あなたはがんを患ったことでできなくなったことばかりに目を向けて、できることが見えなくなり落ち込んでいませんか？　あなたにはできることが今でも沢山あります。難しいかもしれませんが、今できることに目を向けるようにしてください。人生に決まりごとはありません。そしてまだ生きることが許されているあなたの人生に感謝して、自由にそれぞれの人生を最高に楽しんでください。

社会制度をよくして、医療をよい方向に導くには時間がかかります。せめてあなたの周りにだけは快適な環境を作ってください。本当に理解してくれる仲間を一人でも作れれば、どんなつらいことにも向かっていけます。

私は多くの患者さんとご家族の傍《かたわ》らでがんに立ち向かってきました。時には患者さんやご家族に助けられ、励まされてきました。一人でできることには限りがあります。みなさんとチームを組めば大きな力になることをいつも実感してきました。

冒頭でもお話ししたように、私がここであなたにお伝えしたことは、多くの患者さんとご家族から教えていただいたことです。私の拙《つたな》い文章のために、どの程度みなさんにお伝えできたかわかりません。私が学んだことは、がんと上手に折り合う方法だけでなく、人生を生きるにあたって何が大切かという深遠な内容に及ぶものでした。

患者さんとご家族が素敵な人生を歩んだと思えるだけでなく、私たち医療者も患者さんとご家族に寄り添うことで本当に充実した人生が送れたと思えるように、これからも患者さんとご家族を中心に、医療に携わる多くの仲間と力を合わせていきたいと思います。

がんと向き合っている患者さんとご家族の健やかな人生を心よりお祈りします。この本を読んで、がんを患って悩んでいるあなたの気持ちが少しでも楽になれば、私にとってこの上ない喜びです。

なお、文中で紹介した患者さんの逸話は、患者さんの秘密を守るために私の心に残った実話に基づいたフィクションです。

最後に今まで私を力づけ、貴重な学びをさせていただいた患者さんとご家族、私を支えてくれた私の家族と、友人や同僚、またこのような機会を与えてくださった、かまくら春秋社の伊藤玄二郎さん、田村朗さん、渡辺恵美子さん、鹿又智子さんに感謝してこの稿を終えたいと思います。

久保田　彰

【参考文献】

※1. Wolf GT, Hong WK, Fisher SG, Urba S, Fisher SR, et al. Induction chemotherapy plus radiation compared with surgery plus radiation in patients with advanced laryngeal cancer. N Engl J Med 1991;324:1685-1690

※2. Al-Sarraf M, LeBlanc M, Giri PGS, Fu KK, Cooper J. Chemoradiation versus radiationtherapy in patients with advanced nasopharyngeal cancer: phase III randomized intergroup study 0099. J Clin Oncol 1998;16:1310-1317

※3. 『新編 宮沢賢治詩集』天沢退二郎編　新潮文庫

※4. Baan R, Staif K, Grosse Y, et al. Carcinogenicity of alcoholic beverages. Lancet Oncol 2007;8: 292-293.

※5. Riboli E, Narat T Epidemiologic evidence of the protective effect of fruit and vegetable on cancer risk. Am J Clin Nutr, 78:559S-569S, 2003

※6. Wright ME, Virtamo J, Hartman AM, Pietinen P, Edwards BK,Wright ME, et al. Effects of alpha-tocophenol and beta-carotene supplementation on upper aerodigestive tract cancers in a large, randomized controlled trial. Cancer 2007;109:891-8

※7. Bairati I, Meyer F, Jobin E, Gélinas M, Fortin A, et al. Antioxidant vitamins supplementation and mortality: a randomized trial in head and neck cancer patients. Int J Cancer. 2006 119（9）:2221-4

・127ページ／写真：アフロ

久保田 彰 Dr. Akira Kubota
プロフィール

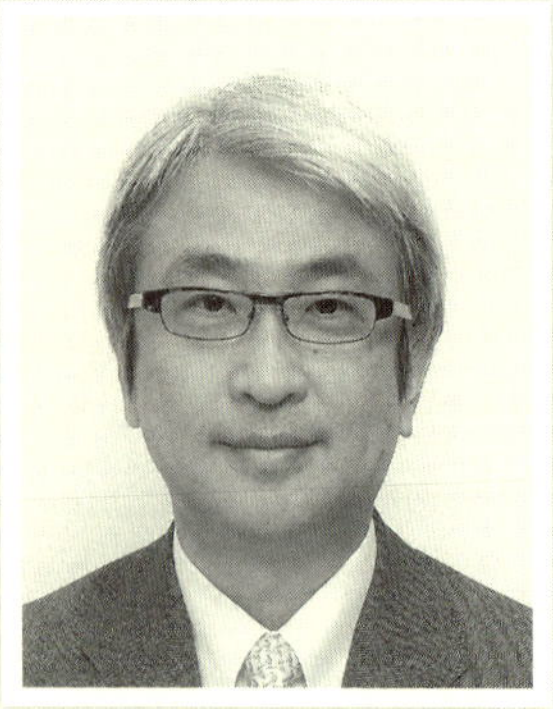

頭頸部外科医、医学博士。

1954 年生まれ。

麻布学園高等学校卒業、横浜市立大学医学部卒業。虎ノ門病院、横浜市立大学医学部病院、神奈川県立がんセンター・頭頸部外科部長として頭頸部腫瘍の治療にあたる。患者さんが人生を全うするうえでの手助けに医療の意義があると信じて、心通じ合え、根拠に基づいた医療の実践を目指している。

▶ 所属学会など

日本頭頸部癌学会評議員
日本嚥下学会評議員
Auris Nasus Larynx 査読委員
Japanese Journal of Clinical Oncology 査読委員
日本癌学会会員
日本喉頭科学会会員 など

▶ 資格

日本耳鼻咽喉科学会専門医
日本気管食道学会認定医
日本癌治療学会暫定教育医
日本頭頸部外科学会暫定指導医
日本癌治療学会臨床試験登録医

神奈川県立がんセンター　http://www.pref.kanagawa.jp

知っていると楽になる、がんとの付き合い方
がんで悩んでいるあなたへの処方箋

著　者　久保田　彰
発行者　伊藤玄二郎
発行所　かまくら春秋社
鎌倉市小町二—一四—七
電話〇四六七（二五）二八六四
印刷所　ケイアール
平成二十二年六月三十日　発行

©Akira Kubota 2010 Printed in Japan
ISBN978-4-7740-0480-8 C0047

おとなのための医学読本①

女性の病気と腹腔鏡

子宮筋腫・子宮内膜症・不妊治療がよくわかる

山王病院院長　**堤　治**　著

「患者にやさしい治療」の切り札、
最新の医療技術である腹腔鏡手術について、
日本の不妊治療の第一人者、
最高権威が語る「切らずに治す」医療のすべて。

定価 1,260 円（税込）

おとなのための医学読本②

男性の病気の手術と治療

診察室では聞けない前立腺・ED・がんの心得

帝京大学医学部教授　**堀江重郎**　著

前立腺、EDなど泌尿器の病気。
「男の曲がり角」に不安を抱いて立ち止まるあなたに、
知りたかったことのすべてを、
最前線で診療にあたる泌尿器科の権威が答える。

定価 1,260 円（税込）